Jürgen L. Müller | Nahlah Saimeh

Peer Briken | Sabine Eucker | Klaus Hoffmann | Matthias Koller
Thomas Wolf | Manuela Dudeck | Christian Hartl
Anna-Karina Jakovljevic | Verena Klein | Guntram Knecht
Rüdiger Müller-Isberner | Jutta Muysers | Kolja Schiltz | Dieter Seifert
Alfred Simon | Herbert Steinböck | Werner Stuckmann
Wolfgang Weissbeck | Claudia Wiesemann | Robert Zeidler

Standards für die Behandlung im Maßregelvollzug nach §§ 63 und 64 StGB

Medizinisch Wissenschaftliche Verlagsgesellschaft

Jürgen L. Müller | Nahlah Saimeh

Peer Briken | Sabine Eucker | Klaus Hoffmann | Matthias Koller
Thomas Wolf | Manuela Dudeck | Christian Hartl
Anna-Karina Jakovljevic | Verena Klein | Guntram Knecht
Rüdiger Müller-Isberner | Jutta Muysers | Kolja Schiltz | Dieter Seifert
Alfred Simon | Herbert Steinböck | Werner Stuckmann
Wolfgang Weissbeck | Claudia Wiesemann | Robert Zeidler

Standards für die Behandlung im Maßregelvollzug nach §§ 63 und 64 StGB

Interdisziplinäre Task-Force der DGPPN

Medizinisch Wissenschaftliche Verlagsgesellschaft

Erst- und Zweitautor

Prof. Dr. med. Jürgen L. Müller
Schwerpunktprofessur für Forensische Psychiatrie
Universitätsmedizin Göttingen
Georg August Universität Göttingen
Von Sieboldstraße 5
37075 Göttingen
E-Mail: ju.mueller@asklepios.com

Dr. med. Nahlah Saimeh
LWL-Zentrum für Forensische Psychiatrie Lippstadt
Eickelbornstraße 19
59556 Lippstadt

MWV Medizinisch Wissenschaftliche Verlagsgesellschaft mbH & Co. KG
Unterbaumstr. 4
10117 Berlin
www.mwv-berlin.de

ISBN 978-3-95466-365-1

Bibliografische Information der Deutschen Nationalbibliothek
Die Deutsche Nationalbibliothek verzeichnet diese Publikation in der Deutschen Nationalbibliografie; detaillierte bibliografische Informationen sind im Internet über http://dnb.d-nb.de abrufbar.

Produkt-/Projektmanagement: Anna-Lena Spies, Berlin
Layout & Satz: zweiband.media, Agentur für Mediengestaltung und -produktion GmbH, Berlin
Druck: druckhaus köthen GmbH, Köthen

Zuschriften und Kritik an:
MWV Medizinisch Wissenschaftliche Verlagsgesellschaft mbH & Co. KG, Unterbaumstr. 4, 10117 Berlin, lektorat@mwv-berlin.de

Redaktionsgruppe

Peer Briken (Hamburg)
Sabine Eucker (Haina)
Klaus Hoffmann (Reichenau)
Matthias Koller (Göttingen)
Jürgen L. Müller (Göttingen)
Nahlah Saimeh (Lippstadt)
Thomas Wolf (Marburg)

Interdisziplinäre Arbeitsgruppe

Peer Briken (Hamburg)
Manuela Dudeck (Ulm/Günzburg)
Sabine Eucker (Haina)
Christian Hartl (Regensburg)
Klaus Hoffmann (Reichenau)
Anna-Karina Jakovljevic (Göttingen)
Verena Klein (Taufkirchen (Vils))
Guntram Knecht (Hamburg)
Matthias Koller (Göttingen)
Jürgen L. Müller (Göttingen)
Rüdiger Müller-Isberner (Haina)
Jutta Muysers (Langenfeld)
Nahlah Saimeh (Lippstadt)
Kolja Schiltz (München)
Dieter Seifert (Münster)
Alfred Simon (Göttingen)
Herbert Steinböck (München)
Werner Stuckmann (Andernach)
Wolfgang Weissbeck (Klingenmünster)
Claudia Wiesemann (Göttingen)
Thomas Wolf (Marburg)
Robert Zeidler (Berlin)

Information

Im Jahr 2011 hat das Bundesverfassungsgericht die Regelungen der Sicherungsverwahrung verworfen und eine auf Behandlung und Vollzugsöffnung orientierte Gestaltung eingefordert. 2012 und 2013 wurden durch das Referat Forensische Psychiatrie der Deutschen Gesellschaft für Psychiatrie und Psychotherapie, Psychosomatik und Nervenheilkunde (DGPPN; Sprecher Prof. Dr. J. L. Müller, Dr. N. Saimeh) Rahmenbedingungen und Behandlungsstandards für forensisch relevante Störungen auch für den psychiatrischen Maßregelvollzug intensiv zur Diskussion gestellt. 2013/2014 hat der Vorstand der DGPPN die Sprecher des Referats mit der Einrichtung einer interdisziplinären Task-Force zur Erarbeitung von Standards für eine Behandlung in der forensischen Psychiatrie nach § 63 Strafgesetzbuch (StGB) und in der Entziehungsanstalt nach § 64 StGB beauftragt. Die von den Sprechern des Referats vorgeschlagenen Mitglieder der Task-Force wurden 2014 vom Vorstand bestellt. 2014 wurden Prof. Dr. J. L. Müller und Frau Dr. Saimeh mit der Leitung der Task-Force beauftragt. 2014 bis 2016 wurden die einzelnen Kapitel erarbeitet und auf mehreren Präsenzsitzungen diskutiert. Die Redaktionsgruppe überarbeitete und vereinheitlichte den Textentwurf im Oktober und November 2016 sowie im Februar und März 2017. Dieser Entwurf wurde nach Billigung durch die Mitglieder der Task-Force mit Beschluss des Vorstandes der DGPPN vom 31.05.2017 verabschiedet.

Die Autorenliste benennt zunächst die Leiter der Task-Force Behandlungsstandards, sodann die Mitglieder der Redaktionsgruppe und der interdisziplinären Arbeitsgruppe jeweils in alphabetischer Reihenfolge.

Die Erstveröffentlichung dieses Textes erfolgte in Der Nervenarzt 2017, 88, (Suppl 1):S1–S29 (online publiziert: 03. August 2017), mit freundlicher Genehmigung.

Inhalt

1 Einleitung

Die Behandlung in den Kliniken für Forensische Psychiatrie und Psychotherapie und den forensisch psychiatrischen Ambulanzen ist Teil des Versorgungsangebots für psychisch Kranke. Im psychiatrischen Maßregelvollzug werden auf der Grundlage des § 63 Strafgesetzbuch (StGB) Patienten[1] behandelt, die wegen ihrer psychischen Störung eine erhebliche Straftat begangen haben und infolge ihrer Störung weiterhin gefährlich sind. Sie waren bei Begehung der Tat schuldunfähig oder in ihrer Schuldfähigkeit zumindest erheblich vermindert. Im früheren Bundesgebiet einschließlich Gesamtberlin waren dies im Jahr 2013 etwa 6.633 Patienten. Darüber hinaus wurden über 3.686 Patienten in Entziehungsanstalten auf Grundlage des § 64 StGB behandelt (Statistisches Bundesamt 140). Hierbei handelt es sich um suchtkranke Rechtsbrecher, die Therapie benötigen, um weitere erhebliche Straftaten infolge ihrer Sucht zu verhindern. An die stationäre Behandlungsphase schließt sich eine ambulante Nachbetreuung an.

Dass Gerichte über die Unterbringung im psychiatrischen Maßregelvollzug entscheiden, unterscheidet die hier angebotene Behandlung von der nichtforensischen Psychiatrie: Der Patient kann weder Anfang und Ende der Unterbringung noch Wo und Wie der Behandlung frei wählen. Seine Grundrechte können auch über die Unterbringung als solche hinaus eingeschränkt werden. Ziel der Behandlung ist die Reduktion von Fremdgefährlichkeit durch die Besserung des die Gefährlichkeit bedingenden Gesundheitszustandes des Patienten. Dies dient sowohl dem Patienten selbst als auch der Sicherheit der Gesellschaft, zu der auch Mitarbeiter und Mitpatienten sowie Angehörige gehören. Die Behandlung als solche ist multiprofessionell und interdisziplinär, richtet sich aber nach psychiatrisch-psychotherapeutischen Gesichtspunkten. Die Letztverantwortung liegt bei Psychiatern oder psychologischen Psychotherapeuten in Leitungsfunktion; wobei auch hier die ärztliche Verantwortung beim Arzt verbleibt. Untersuchung und Behandlung bedürfen grundsätzlich der Einwilligung des Patienten. Er hat auch einen Anspruch auf Behandlung anderer Erkrankungen als der Anlasskrankheit. Nur unter bestimmten, eng definierten Umständen darf der Patient auch gegen seinen Willen behandelt werden. Angesichts des rechtlichen Rahmens stellt es eine besondere Herausforderung für die Behandelnden dar, die Patienten zur Mitarbeit zu motivieren.

Während für die Erstellung von Gutachten zur Schuldfähigkeit [10][2] und zur Legalprognose [9] bereits Mindestanforderungen publiziert worden sind, liegen konsentierte Standards für die Behandlung im psychiatrischen Maß-

1 Um der besseren Lesbarkeit willen, schließt die männliche Bezeichnung im Folgenden die weibliche Form mit ein.

2 Die medizinischen Zitate werden numerisch in der alphabetischer Reihenfolge aufgeführt. Dagegen werden die juristischen Belegstellen – der juristischen Zitierweise folgend – im Text wiedergegeben.

regelvollzug bislang nicht vor. Ziel dieser Arbeit ist es, diese Lücke zu schließen und die Qualität einer Behandlung im psychiatrischen Maßregelvollzug zu beschreiben, die auf wissenschaftlichen Erkenntnissen basiert und transparent rechtlich und ethisch begründet ist. Standards für die Behandlung im psychiatrischen Maßregelvollzug sollen allen Beteiligten helfen, sich zu orientieren und die Möglichkeiten und Chancen des psychiatrischen Maßregelvollzugs besser einzuschätzen.

Den Autoren ist dabei bewusst, dass die Ausgestaltung des Vollzugs der Unterbringung Ländersache ist und die rechtlichen Rahmenbedingungen, finanziellen und personellen Ausstattungen in den Bundesländern unterschiedlich geregelt und in ihren Auswirkungen durchaus heterogen sind.

2 Rechtlicher Rahmen

Die Maßregeln der Unterbringung in einem psychiatrischen Krankenhaus nach § 63 StGB und in einer Entziehungsanstalt nach § 64 StGB sind Teil des Strafrechts. Gesetzliche Vorgaben für ihre Anordnung, Dauer und formelle sowie inhaltliche Ausgestaltung finden sich im materiellen Strafrecht, Strafprozessrecht und Strafvollstreckungsrecht sowie in den Straf- und Maßregelvollzugsgesetzen des Bundes und der Länder. Den Gestaltungsrahmen steckt das Grundgesetz ab.

Die Maßregeln bilden die sog. zweite Spur des Strafrechts, neben der Sanktionierung von Straftaten durch (Geld- und) Freiheitsstrafen. Sie orientieren sich nicht an der Schuld, sondern an der Gefährlichkeit der Täter und bezwecken präventiv die Sicherung der Allgemeinheit. Wenn möglich, soll diese Sicherung durch Besserung der Täter erreicht werden. Gelingt dies nicht, erhält der nach § 63 StGB untergebrachte Patient zumindest die nötige Aufsicht, Betreuung und Pflege (§ 136 Strafvollzugsgesetz [StVollzG]). Anders verhält es sich in den Fällen des § 64 StGB: Diese Unterbringung darf nur angeordnet und nur so lange fortgesetzt werden, wie eine hinreichend konkrete Erfolgsaussicht für die Behandlung besteht (vgl. Bundesverfassungsgericht [BVerfG], Beschluss vom 16.03.1994 – 2 BvL 3/90 u.a., Leitsatz 1).

Rechtlicher Maßstab für den Erfolg der Behandlung in einem psychiatrischen Krankenhaus oder in einer Entziehungsanstalt ist die Erwartung, dass die untergebrachte Person außerhalb des Maßregelvollzugs keine rechtswidrigen Taten mehr begehen wird (§ 67d Abs. 2 Satz 1 StGB). Ist dieses Ziel erreicht, ist die weitere Vollstreckung der Unterbringung zur Bewährung auszusetzen. Medizinisch oder psychotherapeutisch ggf. noch indizierte weitere Behandlungsmaßnahmen müssen im ambulanten Rahmen erfolgen. Wird dieses Ziel nicht erreicht, so ist zwischen den beiden Maßregeln zu unterscheiden:

Die Unterbringung nach § 64 StGB endet spätestens mit dem Erreichen der gesetzlichen Höchstfrist (§ 67d Abs. 1 Satz 1 StGB); sie kann bereits früher durch das Gericht für erledigt erklärt werden, wenn die Voraussetzungen ihrer Anordnung nicht mehr vorliegen (§ 67d Abs. 5 StGB); die Anordnung ergeht nämlich nur, wenn eine hinreichend konkrete Aussicht besteht, die Person durch die Behandlung in einer Entziehungsanstalt zu heilen oder über eine erhebliche Zeit vor dem Rückfall in den Hang zu bewahren und von der Begehung erheblicher rechtswidriger Taten abzuhalten, die auf ihren Hang zurückgehen (§ 64 S. 2 StGB).

Die Unterbringung nach § 63 StGB ist demgegenüber grundsätzlich unbefristet. Jedoch erklärt das Gericht die Maßregel für erledigt, wenn ihre Voraussetzungen (Gefährlichkeit aufgrund eines Zustands nach §§ 20, 21 StGB) nicht mehr vorliegen oder die weitere Vollstreckung der Maßregel unverhältnismäßig wäre. Seit dem 01.08.2016 gilt: Dauert die Unterbringung sechs Jahre, ist ihre Fortdauer in der Regel nicht mehr verhältnismäßig, wenn nicht die Gefahr besteht, dass der Untergebrachte infolge seines Zustandes erhebliche rechtswidrige Taten begehen wird, durch welche die Opfer seelisch oder körperlich schwer geschädigt werden oder in die Gefahr einer schweren körperlichen oder seelischen Schädigung gebracht werden. Sind zehn Jahre der Unterbringung vollzogen, so erklärt das Gericht die Maßregel für erledigt, wenn nicht die Gefahr besteht, dass der Untergebrachte erhebliche Straftaten begehen wird, durch welche die Opfer seelisch oder körperlich schwer geschädigt werden (§ 67d Abs. 6 StGB).

Der damit angesprochene Grundsatz der Verhältnismäßigkeit hat Verfassungsrang (Art. 2 Abs. 2, Art. 20 Abs. 3 Grundgesetz [GG] – Rechtsstaatsprinzip). Er begrenzt die Unterbringung nicht nur sachlich und zeitlich, sondern stellt auch Anforderungen an ihre inhaltliche Ausgestaltung.

Das BVerfG hat diese Anforderungen seit 1985 in zahlreichen Entscheidungen dargelegt (grundlegend: 2 BvR 1150/80). In einem Beschluss vom 27.03.2012 (2 BvR 2258/09) hat es ausdrücklich betont, dass die (nur) durch das Sicherungsbedürfnis der Allgemeinheit gerechtfertigte Unterbringung nach § 63 StGB dem Untergebrachten „ein Sonderopfer im Interesse der Allgemeinheit“ auferlege, „da die zugrunde liegende Störung oder Erkrankung schicksalhaft und die aus ihr abzuleitende Gefährlichkeit kein vom Untergebrachten beherrschbares Persönlichkeitsmerkmal ist“. Das Resozialisierungsgebot ist aus der grundgesetzlichen Pflicht zur Achtung der Menschenwürde, dem Sozialstaatsprinzip, dem Grundsatz der Verhältnismäßigkeit und der Pflicht des Staates, die Allgemeinheit vor weiteren Straftaten zu schützen, hergeleitet. Der Staat sei verpflichtet, „im Vollzug von Anfang an geeignete Konzepte bereitzustellen, um die Gefährlichkeit des Untergebrachten für die Allgemeinheit nach Möglichkeit zu beseitigen und ihn auf ein Leben in Freiheit vorzubereiten“, und „den Maßregelvollzug wegen des damit verbundenen Sonderopfers in besonderer Weise freiheitsorientiert und therapiegerichtet anzulegen". Das BVerfG knüpft damit an sein Grundsatzurteil zur Ausgestaltung der Sicherungsverwahrung vom 04.05.2011 an (2 BvR 2365/09). Es erscheint deshalb gerechtfertigt – und im Sinne eines Erst-recht-Schlusses sogar geboten – die vom BVerfG für die Sicherungsverwahrung formulierten Behandlungsanforderungen als Maßstab auch für die Unterbringung in einem psychiatrischen Krankenhaus und in einer Entziehungsanstalt zugrunde zu legen:

- Der Behandlungsrahmen muss therapeutisch klar auf die Ziele einer Verringerung der Rückfallgefahr, der Entlassung in die Freiheit als realistische Möglichkeit und der Verringerung der Dauer der Freiheitsentziehung auf das unbedingt erforderliche Maß ausgerichtet sein. Dies erfordert ausreichende Personalkapazitäten. Über die unabdingbare Einschränkung von Freiheiten hinausgehende Belastungen aller Art müssen vermieden werden.
- Erforderlich ist ein hohes Maß an Betreuung auf der Grundlage einer Behandlungsuntersuchung (Eingangsdiagnostik), die unverzüglich, umfassend sowie entsprechend moderner wissenschaftlicher Anforderungen durchzuführen ist.
- Auf dieser Grundlage ist ein individuell auf die untergebrachte Person zugeschnittener Behandlungsplan zu entwickeln, der regelmäßig fortgeschrieben wird. Er muss im Einzelnen beschreiben, mit welchen Maßnahmen Motivation und Mitarbeit des Untergebrachten gezielt gefördert, Risikofaktoren verringert und schützende Faktoren gestärkt werden sollen. Entsprechend dem Behandlungsfortschritt muss er dabei auch Maßnahmen zur Erprobung in Vollzugslockerungen sowie zur Entlassungsvorbereitung und ein Übergangsmanagement durch Verzahnung der planmäßigen internen und externen Hilfen in staatlicher und freier Trägerschaft (z.B. forensische Ambulanzen, betreutes Wohnen, beschütztes Arbeiten) für die Phase nach der Entlassung vorsehen und zunehmend konkretisieren.
- Die Klinik ist dazu angehalten, für eine zügige, konsequente und intensive Umsetzung des Behandlungsplans durch ein multidisziplinäres Team qualifizierter Fachkräfte zu sorgen. Soweit standardisierte Therapiemethoden keine Wirkung zeigen, müssen individuell zugeschnittene Therapieangebote entwickelt werden; Aufwand und Kosten dürfen insoweit keine Rolle spielen.

Darüber hinaus muss die Behandlung auch die Vorgaben beachten, die das BVerfG aus dem Selbstbestimmungsrecht und der „Freiheit zur Krankheit" abgeleitet hat (vgl. Abschnitt „Behandlung und Maßnahmen gegen den Willen des Patienten").

3 Ethische Grundlagen

Behandelnde im Maßregelvollzug tragen Verantwortung für den individuellen Patienten und für die Sicherheitsinteressen der Gesellschaft. Konflikte aus dieser Doppelrolle bedürfen im therapeutischen Kontext einersorgfältigen Analyse. Das Handeln ist begründungspflichtig, weil das Vertrauensverhältnis zwischen Patient und Behandler in der therapeutischen Beziehung besonders schutzwürdig ist und die Verpflichtung des Behandelnden auf seinen individuellen Patienten in der Regel als vorrangig vor gesellschaftlichen Ansprüchen gleich welcher Art angesehen wird. Die ethischen Prinzipien des Respekts vor der Selbstbestimmung des Patienten, der Fürsorge, Gleichheit und Gerechtigkeit sowie des Nichtschadens sind auch im psychiatrischen Maßregelvollzug grundlegend für jede Behandlung und die therapeutische Beziehung.

Die Muster-Berufsordnung der Bundesärztekammer (MBO-Ä) konstatiert: „Ärztinnen und Ärzte dienen der Gesundheit des einzelnen Menschen und der Bevölkerung“ (§ 1 I MBO-Ä). Doch stellt sie im Folgenden zugleich heraus, dass diese Verpflichtungen nicht als gleichrangig anzusehen sind. Vielmehr haben Ärzte ihr Handeln zunächst am Wohl der Patienten auszurichten. Verboten ist ihnen, „das Interesse Dritter über das Wohl der Patientinnen und Patienten [zu] stellen“ (§ 2 II MBO-Ä). Auch dürfen sie „hinsichtlich ihrer ärztlichen Entscheidungen keine Weisungen von Nichtärzten entgegennehmen“ (§ 2 IV MBO-Ä). Diese von den Landesärztekammern in ihre Berufsordnungen übernommenen Grundsätze stehen im Einklang mit den berufsethischen Richtlinien internationaler Organisationen. So lautet etwa der entsprechende Passus in der Deklaration von Genf des Weltärztebundes: „The health of my patient will be my first consideration“ (WMA Declaration of Geneva, Preamble; www.aapl.org/ethics.htm). Eine vergleichbare Formulierung findet sich in der MusterBerufsordnung der Bundespsychotherapeutenkammer (§ 3 IV MBO-PP/KJP).

Damit sind auch die Grundzüge der Behandlung in der forensischen Psychiatrie und Psychotherapie berufsrechtlich umrissen. Geht es um Bereiche, in denen die ärztliche bzw. psychotherapeutische Expertise im engeren Sinn gefordert ist, also bei der Diagnose, Therapie und Prävention, kommt der an den Vorgaben der MBO-Ä bzw. MBO-PP/KJP orientierten ärztlichen bzw. psychotherapeutischen Entscheidung das Primat zu. Geht es um Freiheitsentzug und Schutz der Allgemeinheit, wie bei Gefährlichkeitseinschätzungen, Lockerungen, Kontroll- und Sicherungsmaßnahmen, müssen sich Entscheidungen und Empfehlungen der vollzugsverantwortlichen Ärzte und Psychotherapeuten an den Straf- und Vollzugsgesetzen orientieren.

In diesem Spannungsfeld muss auch das Prinzip der Gerechtigkeit beachtet werden. Dieses besagt einerseits, dass Patienten unabhängig von Alter, Geschlecht, Erkrankung, sozialer Stellung etc. grundsätzlich gleich zu behandeln sind (vgl. Gelöbnis MBO-Ä, § 3 III MBO-PP/KJP; Rahmenberufsordnung Deutscher Pflegerat 2004). Ebenso wenig darf es einen Unterschied machen, ob sich der Patient freiwillig in die Behandlung begeben hat oder ob er strafrechtlich untergebracht ist. Es bedeutet andererseits aber auch, dass aus Gründen der Fairness gleich- oder ggf. sogar höherrangigen Interessen Dritter Rechnung getragen werden muss. Diese Gerechtigkeitsanforderungen stellen eine besondere Herausforderung für das ethische Handeln in der forensischen Psychiatrie und Psychotherapie dar.

Im Idealfall können die Aufgaben als behandelnder Arzt, Psychotherapeut etc. einerseits und als Vollzugsleiter andererseits miteinander in Einklang gebracht werden, und zwar so, dass den Erfordernissen beider ohne Abstriche Genüge getan wird und die Erfordernisse des einen nicht auf Kosten des jeweils anderen durchgesetzt werden. Dieses muss das primäre Ziel in Einrichtungen des Maßregelvollzugs sein und von vornherein bei der Planung und Ausstattung berücksichtigt werden. Gelingt dies nicht, muss stets nach dem kleinstmöglichen Eingriff in die Individualrechte des Einzelnen gesucht werden (z.B. im Umgang mit der ärztlichen Schweigepflicht, siehe Abschnitt „Pflicht zur Verschwiegenheit und zur Offenbarung“). Unverzichtbar ist die Aufklärung der Patienten über die doppelte Verantwortung der Behandelnden für die Patienten und die Sicherheitsinteressen der Allgemeinheit.

Ökonomische Aspekte dürfen sich auf die Behandlung im Einzelfall nicht auswirken. Dieser Grundsatz kontrastiert immer wieder mit konkreten finanziellen Rahmenbedingungen.

4 Strukturelle Rahmenbedingungen

4.1 Grundregeln

Der psychiatrische Maßregelvollzug hat sich an den Grundlagen forensischer Psychiatrie und Psychotherapie zu orientieren, insbesondere an Transparenz, Ehrlichkeit, Fairness, der Benennung und Durchsetzung von Verhaltensgrenzen sowie der Berechenbarkeit und Einhaltung von Regeln, dies gilt in gleicher Weise im Umgang zwischen Behandlern und Patienten wie auch zwischen den Behandlern miteinander. Das forensische Versorgungssystem in seiner Gesamtheit muss Behandlungen für alle eingewiesenen Patientengruppen vorhalten.

4.2 Personelle Ressourcen

Adäquate personelle Ressourcen sind eine unerlässliche Voraussetzung für eine effektive Behandlung im Maßregelvollzug. Es bedarf einer hinreichenden Zahl qualifizierter Mitarbeiter, die nicht nur über eine Qualifikation in originären klinischen Berufen verfügen, sondern darüber hinausgehend über Wissen und Erfahrung im Risikomanagement einschließlich der Kenntnis der vielfältigen juristischen Grundlagen. Zusatzqualifikationen gibt es mit dem fachärztlichen Schwerpunkt „Forensische Psychiatrie“ der Landesärztekammern, dem DGPPN-Zertifikat „Forensische Psychiatrie“, dem „Fachpsychologen für Rechtspsychologie“ und in einigen Bundesländern für die pflegerische Berufsgruppe mit der Zusatzqualifikation „Maßregelvollzug“ oder der Fachweiterbildung Psychiatrie mit Schwerpunkt „Forensische Psychiatrie und Psychotherapie“. Alle Mitarbeiter haben sich regelmäßig fort- und weiterzubilden und sich einer Fall- und/oder Teamsupervision zu unterziehen.

Die fachlich gewünschte Ausstattung mit ausreichend forensisch qualifizierten Fachärztenund psychologischen Psychotherapeuten kontrastiert vielerorts mit dem zunehmenden Mangel in diesen Berufsgruppen. Fachlich erarbeitete und von Fachaufsichten anerkannte Personalanhaltszahlen (Baden-Württemberg, Hessen) gehen von vergleichbaren Kennwerten aus. Zum Beispiel sind in Hessen die folgenden Vollkraftstellen pro 100 Patienten vorgesehen: 7,6 Ärzte, 5,8 Psychologen, 4,5 Sozialarbeiter, 1,2 Sport- und Physiotherapeuten, 1,75 Lehrer, 8,5 Ergotherapeuten, Pflegepersonal nach Psychiatrie-Personalverordnung (PsychPV) Forensik 1:1, wobei ein den Aufgaben und Bedürfnissen entsprechendes Geschlechterverhältnis anzustreben ist [108, 139]. Der Europäische Gerichtshof für Menschenrechte (EGMR) hat für die Sicherungsverwahrung bei Verwahrten mit psychischer Störung folgende Personalausstattung für angemessen gehalten: 1 Psychiater, 4 Psychologen, 5 Sozialarbeiter, 25 Mitarbeiter des allgemeinen Vollzugsdienstes bei 30 Verwahrten (Bergmann v. Deutschland, Urteil vom 07.01.2016 – 23279/14). Schlechter darf eine Personalausstattung in der forensischen Psychiatrie nicht sein, wobei die Verteilung der Therapeutenstellen auf Psychiater und Psychologen der Art der zu behandelnden Erkrankungen bzw. Störungen Rechnung tragen muss. Zudem muss berücksichtigt werden, dass im Vollzug der Sicherungsverwahrung seltener als in der forensisch-psychiatrischen Klinik akute psychiatrische bzw. psychotherapeutische Kriseninterventionen erforderlich werden.

Mindestens 85% der Mitarbeiter des Pflegedienstes sollten eine dreijährige Ausbildung abgeschlossen haben (ggf. Bachelor-Abschluss), davon mindestens 65% im Bereich Kranken- oder Gesundheitspflege. Aus therapeutischer Sicht sollte die Anzahl der Pflegemitarbeiter im Tagesdienst so bemessen sein, dass nicht nur Personal für die rein organisatorischen Stationsprozesse und die Besetzung des Stationssekretariats vorhanden sind, sondern auch Personalressourcen bestehen, um konkret mit den Patienten sozio- und milieutherapeutisch zu arbeiten und diese in ihrer Alltagsstrukturierung und in alltagspraktischen Fähigkeiten zu unterstützen. Dazu zählt auch genügend

Personal, um Lockerungsschritte regelmäßig umsetzen zu können. Diese müssen auch aufrechtzuerhalten sein, wenn andererseits Personal zu Rund-um-die-Uhr-Betreuung eingeteilt werden muss. Die Zahl der einsetzbereiten Pflegekräfte richtet sich nach Stationsgröße und -typ sowie örtlichen Gegebenheiten.

Den forensischen Kliniken muss personell juristischer Sachverstand zur Verfügung stehen.

4.3 Räumliche Ressourcen

Forensische Behandlungseinrichtungen unterscheiden sich bundesweit hinsichtlich ihrer Anbindung oder Einbettung in die Versorgungszentren der allgemeinen Psychiatrie. Es gibt (im Einzelfall ausschließlich hoch gesicherte) Solitärstandorte, Standorte mit einer voll umfänglichen Differenzierung der Gebäude nach unterschiedlichen Sicherheitsstandards von hoch gesichert bis zu offenen Wohngruppen und Appartementhäusern auf oder in der Nähe des Klinikgeländes; es gibt forensische Abteilungen an Großkrankenhäusern oder einzelne forensische, etwas höher gesicherte Schwerpunktstationen unterhalb einer eigenen Abteilungsstruktur.

Der bauliche Sicherungsaufwand wird psychiatriepolitisch unterschiedlich interpretiert und unterliegt auch politischen Vorgaben. Während die bauliche Sicherung der Klinikgebäude nach außen dem Schutz der Bevölkerung dient, muss die Gebäudebeschaffenheit nach innen ebenso dem Schutz der Mitarbeiter und Mitpatienten dienen. Entsprechend sind auch geeignete Notrufsysteme zu installieren.

Die Unterbringung in der Klink soll so gestaltet sein, dass sie den Lebensbedingungen außerhalb möglichst angeglichen ist, inklusive Beschäftigungs-, Sport- und Freizeitmöglichkeiten.

Die Stationsgröße muss den spezifischen Behandlungsbedürfnissen der Patienten entsprechen. Sie sollte zwischen 12 und 20 Betten umfassen. Besonders gesicherte Kriseninterventionsräume und gesicherte Außenbereiche sind vorzuhalten. Bauliche Sicherungen zur Suizidprävention bzw. zum Schutz gegen gefährliche Angriffe auf Dritte sind zu berücksichtigen. Die räumliche Unterbringung in Einzel- oder Mehrbettzimmern richtet sich nach behandlungsspezifischen Gesichtspunkten. Die Möglichkeit zur Unterbringung in einem Einbettzimmer ist vorzuhalten. Bedarfsabhängige Renovierungen und ggf. Erneuerung von Mobiliar sind einzuplanen, damit das Milieu seinen wertschätzenden Charakter nicht verliert und sich für die milieutherapeutische Unterstützung der Patienten weiterhin eignet.

4.4 Differenzierung und Spezialisierung

Die Patienten des Maßregelvollzuges unterscheiden sich bezüglich ihrer Behandlungsbedürfnisse, ihres Ansprechens auf Interventionen und ihrer Sicherungserfordernisse [113]. Dieser Heterogenität muss baulich und organisatorisch Rechnung getragen werden. Die nachfolgenden Gesichtspunkte greifen dabei häufig ineinander.

Differenzierung nach Sicherungsgrad

Auffälligstes inneres Strukturmerkmal einer forensischen Klinik sind die unterschiedlichen baulichen Sicherungsstandards der verschiedenen Stationen und Wohnbereiche. Diese reichen von hochgesichert über gesichert, geschlossen und halb offen bis hin zu offen geführten Stationen und Wohngruppen außerhalb des Sicherungsbereiches.

Differenzierung nach Behandlungsbedürfnissen

Die Aufgaben eines forensisch-psychiatrischen Versorgungssystems lassen sich folgenden Bereichen zuordnen, die unterschiedliche strukturelle Ressourcen erfordern:

- Aufnahme, Diagnostik und Gesamttherapieplanung,
- Behandlung und Rehabilitation,
- Reintegration und Entlassung,
- ambulante Nachsorge.

Weil Menschen mit unterschiedlichen psychischen Störungen behandelt werden, benötigt die Klinik eine therapeutische Binnendifferenzierung mit spezialisierten Stationen. Diese sollten fachspezifische Milieus und Therapieprogramme vorhalten [109]. Es empfiehlt sich eine Trennung zwischen Patienten gem. § 63 StGB und § 64 StGB. Im Hinblick auf die Behandlung der rund 8 bis 10% Frauen in der Forensik kommen sowohl gemischt geschlechtlich belegte Stationen in Betracht als auch reine Spezialstationen für Frauen (vgl. Abschnitt „Patientinnen im Maßregelvollzug“).

Differenzierung nach therapeutischer Ansprechbarkeit

Patienten des Maßregelvollzugs sprechen auf Behandlung unterschiedlich an. Während einige bereits während der vorläufigen Unterbringung gemäß § 126a Strafprozessordnung (StPO) so weit gebessert werden können, dass eine sofortige Aussetzung der Unterbringung (§ 67b StGB) infrage kommt, ist – im psychiatrischen Maßregelvollzuggemäß § 63 StGB – bei einer weitaus größeren Gruppe auch nach langjähriger Behandlung eine Entlassung nicht absehbar. Wichtig ist, dass Nichtentlassbarkeit oder ungenügende therapeutische Erreichbarkeit nicht automatisch mit hohem Sicherungsbedarf gleichgesetzt wird. Umgekehrt lässt ein gutes Ansprechen auf die Behandlung nicht automatisch den Sicherungsbedarf entfallen; vielfach rechtfertigt es aber eine weniger starke Sicherung und gebietet zügige Lockerungen. Entsprechendes gilt für die Behandlung in der Entziehungsanstalt (§ 64 StGB).

4.5 Stationär-ambulantes Behandlungskontinuum

Behandlung im Maßregelvollzug erstreckt sich im Regelfall in einem Kontinuum von intramuraler über transmurale bis hin zu extramuraler Behandlung [110]. Für die Nachbetreuung bedarf es personell gut ausgestatteter Ambulanzen. Diese arbeiten kontrollierend, unterstützend, direktiv und aufsuchend. Bei jedem Kontakt erfolgt eine Risikobeurteilung und falls erforderlich Risikomanagement in Zusammenarbeit mit Strafvollstreckungsgerichten, Führungsaufsichtsstelle und Bewährungshilfe. Ein nahtloser Übergang zwischen stationärer und ambulanter Behandlung muss gewährleistet sein.

4.6 Klinisches Case-Management

Vor dem Hintergrund eines multimodalen und multiprofessionellen Behandlungsansatzes haben sich in der forensischen Psychiatrie und Psychotherapie im stationären und ambulanten Bereich Konzepte des klinischen Case-Managements durchgesetzt. Hierbei ist eine einzelne Person für die Koordinierung der Maßnahmen, die mit und rund um einen Patienten herum stattfinden, zuständig. Die Aufgaben des Case-Managers können administrative Tätigkeiten inklusive Erstellung der erforderlichen Korrespondenz mit Justiz, Bewährungshilfe, Verwaltungen und Kostenträgern ebenso wie die Indikationsstellung, Veranlassung und Koordinierung einzelner Behandlungsmaßnahmen sowie die individuelle therapeutische Betreuung eines einzelnen Patienten beinhalten. Bei ihm laufen alle Informationen für das Risikomanagement zusammen.

4.7 Dokumentation

Eine umfassende Dokumentation des Behandlungsverlaufs ist fachlich und rechtlich zwingend erforderlich, um Behandlungsmaßnahmen, Risikoeinschätzungen und Therapieerfolg nachvollziehbar zu machen (vgl. auch § 630 f Bürgerliches Gesetzbuch [BGB]). Die jeweiligen landesrechtlichen Vorschriften sind zu beachten.

Die Dokumentation erfolgt in der Krankenakte, in der alle medizinischen, therapeutischen und pflegerischen Dokumente zusammengestellt werden

(s. Tab. 1). Verantwortlich für die Führung der Krankenakte ist der Maßregelvollzugsleiter. Jede Berufsgruppe ist zuständig für ihren fachspezifischen Anteil an der Dokumentation. Die Krankenakte muss systematisch aufgebaut und übersichtlich geordnet sein. Eine elektronische Führung der Krankenakte ist möglich. Sicherungen und Zugriffsmöglichkeiten müssen geklärt sein.

Die Behandlungs- und Wiedereingliederungspläne dienen der Überprüfung und Fortschreibung der Behandlungsziele. Sie bündeln die verschiedenen Aktivitäten und Maßnahmen, überprüfen deren Effektivität und entwickeln weitere Zielsetzungen. Hier finden sich nicht nur konkrete Behandlungsmaßnahmen, sondern auch kurz-, mittel- und langfristige Risikoeinschätzung (z.B. mit Verwendung von Prognoseinstrumenten). Soweit nicht anders gesetzlich vorgeschrieben, sollen die Behandlungspläne alle sechs Monate im Rahmen von Behandlungsplankonferenzen überarbeitet und fortgeschrieben werden.

Die Dokumentation außerstationärer Erprobungen und der forensischen Nachsorge erfolgt nach vergleichbaren Maßstäben. Krisen- und Notfallpläne, Adressen und Telefonnummern von Bezugspersonen, Ansprechpartnern und etwaigen gefährdeten Personen sind zu hinterlegen.

4.8 Strukturfragen in der Praxis

Für den organisatorischen Alltag wie für Krisen (z.B. Feuer, Geiselnahmen, Ausbrüche, Evakuierung) müssen konkrete Verfahrensweisen schriftlich hinterlegt und unterwiesen werden. In den Sicherheitsstandard gehört auch die Festlegung der Besucherkontrollen am Eingang der Klinik, die Festlegung sicherheitsrelevanter verbotener Gegenstände und Medieninhalte, wobei die Regelungen in den Bundesländern unterschiedlich sind.

Die forensische Psychiatrie und Psychotherapie muss in ihren Grundsätzen der Presse- und Öffentlichkeitsarbeit dazu beitragen, dass ihr Auftrag gesellschaftlich bejaht und als Nutzen für die Senkung des Rückfallrisikos – und damit als Teil des Opferschutzes – verstanden wird. Für Krisenfälle (z.B. Gefährdung der Öffentlichkeit) sind Ablaufpläne einschließlich engmaschiger Absprachen mit Polizei, Staatsanwaltschaften und Gerichten vorzubereiten. Die Schweigepflicht ist zu beachten. Die externe Kommunikation ist mit der zuständigen Fachaufsicht abzustimmen. Auch wenn die Klinik Gegenstand von Beschuldigungen oder Ermittlungen wird, ist die Schweigepflicht zu wahren und die Behandlung zu schützen. Die Öffentlichkeitsarbeit des Maßregelvollzugs hat sich vor allem dem Schutz einer freiheitsorientierten Behandlungs- und Lockerungspraxis zu widmen.

Tab. 1 Inhaltsverzeichnis der Krankenakte (Beispiel)

Thema	Inhalt
Deckblatt für einen kurzen und schnellen Überblick	Name, Geburtsdatum, Geburtsort und -land
	Aktenzeichen der Justizbehörden (ggf. aktualisieren)
	Personenbeschreibung
	Überhaftnotierungen
	Unterbringungsdelikte
	Diagnosen
	Lockerungsstand
	Bezugspersonen mit Adressen und Telefonnummern
	Gefährdete Personen mit Adressen und Telefonnummern
	Fahndungsbogen
Juristische Grundlage der Unterbringung	Urteil
	Andere Grundlagen der Unterbringung, z.B. einstweilige Unterbringung, Sicherungshaftbefehl, Krisenintervention
	Aufnahmeersuchen
	Auszug aus dem Bundeszentralregister
	Anordnungen der Gerichte (z.B. Kontaktverbote)
	Juristische Vorgeschichte, Gerichtsentscheidungen aller Art
Juristische Verlaufsdokumentation	Widerrufsbeschlüsse
	Weisungsänderungen
	Gutachterliche Stellungnahmen (z.B. Fortdauer, Erledigung)
	Beschlüsse zur Fortdauer der Unterbringung
Gutachten	Eingangsgutachten
	Prognosegutachten
	Lockerungsgutachten
Psychiatrische Vorgeschichte	Gutachten aus früheren Verfahren
	Gutachten zur Einrichtung oder Fortführung einer Betreuung
	Frühere Arzt- und Entlassungsberichte und Epikrisen
	Auszüge aus früheren Krankenakten
	Berichte aus Heimen, von Jugendämtern etc.
Eingangsdiagnostik	Medizinische Eingangsuntersuchung und Diagnostik
	Psychiatrische und somatische Anamnese
	Delinquenzanamnese
	Psychologische Testergebnisse
	Risikobeurteilung

Tab. 1 Inhaltsverzeichnis der Krankenakte (Beispiel) (Fortsetzung)

Thema	Inhalt
Eingangsdiagnostik	Pflegediagnosen
	Erhebungen des Sozialdienstes
	Erhebung des schulischen und beruflichen Ausbildungsstands und der Sprachkompetenzen
Behandlungsplanung	Behandlungsplanung unmittelbar nach Aufnahme
	Ausführlicher Behandlungsplan
	Fortschreibung und Aktualisierung des Behandlungsplans
	Krisen- und Notfallpläne
	Aufklärungs- und Einwilligungsbögen
	Ggf. Patientenverfügung
Behandlungsverlauf und Verlaufsdiagnostik	Kontinuierliche Verlaufsdokumentation (u.a. dynamische Risikofaktoren und Symptombelastung, wichtige Zustandsbeschreibungen, Auffälligkeiten, aktuelle Ereignisse, besondere Vorkommnisse, Inhalte der multiprofessionellen Behandlungsmaßnahmen)
	Ergebnisse von Lockerungskonferenzen und Lockerungsentscheidungen mit Begründung
	Medikamentenverordnungen mit Begründung und Aufklärung des Patienten
Somatische Befunde und Verlaufsdokumentation	Drug-Monitoring
	Laboruntersuchungen
	Röntgen
	Elektrokardiographie, Computertomographie, Magnetresonanztomographie und weitere Untersuchungen
	Konsiliaruntersuchungen und somatische Behandlungen
Eingriffe in die Rechte/besondere Behandlungs- und Sicherungsmaßnahmen	Behandlungen ohne Einwilligung
	Kurzfristige Lockerungsrücknahmen
	Fesselungen
	Isolierungen
	Fixierungen
	Sicherungsmaßnahmen bei Ausführungen
Besondere Vorkommnisse	Meldungen von Entweichungen und Zwischenfällen nach Regelungen der Länder und der Krankenhausträger
Weitere Rubriken	Weiterer Schriftwechsel
	Beschwerden und Widersprüche
	Sozialdienstliche Betreuung (z.B. Geldangelegenheiten, Aufenthaltsrecht)
	Gesetzliche Betreuung
	Fotokopien aktueller und früherer Ermittlungsakten

5 Behandlung im Maßregelvollzug

5.1 Eingangsdiagnostik

Die Behandlung im Maßregelvollzug erfolgt auf der Grundlage einer umfassenden, multimodalen und multiprofessionellen Eingangsdiagnostik. Diese muss umgehend beginnen und sollte neben der körperlichen und neurologischen Untersuchung, einer vollständigen Anamneseerhebung einschließlich der forensischen Anamnese, der Erhebung des psychopathologischen Befundes sowie apparativen und psychologischen Zusatzuntersuchungen auch eine erste Risikobeurteilung umfassen. Festgestellte Diagnosen werden nach international gültigen diagnostischen Klassifikationssystemen (aktuell ICD-10 [ICD: International Statistical Classification of Diseases and Related Health Problems], DSM-5 [Diagnostic and Statistical Manual of Mental Disorders]) verschlüsselt. Die Risikoerfassung und -beurteilung basiert auf allen verfügbaren Informationen und bezieht die Auswertung der Aktenlage einschließlich der Vorakten (z.B. Schule, Jugendamt, Justizakten, Krankenakten) mit ein. Die Risikobeurteilung stützt sich auf strukturierte Risikobeurteilungsinstrumente (s. Tab. 2). Auch wenn die Hinzuziehung der Vorakten oft zeitaufwendig ist und teilweise der Einwilligung des Patienten bedarf, sollte die Eingangsdiagnostik in der Regel nach drei Monaten abgeschlossen sein. Auf dieser Grundlage sind eine Delinquenzanamnese, Delikthypothese und ein individuelles Risikoprofil zu erarbeiten. Alle Befunde müssen unter exakter Quellenangabe dokumentiert sein.

5.2 Behandlungsplan

Die Behandlung im Maßregelvollzug beginnt am Tag der Aufnahme. Ausgehend vom Basisrisiko und den jeweils vorliegenden dynamischen (= veränderbaren) Risikofaktoren legt der Behandlungsplan dar, mit welchen Methoden (unter Berücksichtigung der Ansprechbarkeit) und in welcher Reihenfolge diese zu reduzieren, kompensieren oder neutralisieren sind. Schon zu Beginn sollte ein Szenario entworfen werden, das aufzeigt, unter welchen Rahmenbedingungen eine Entlassung erreichbar sein wird. In kurzfristigeren Behandlungsplänen sind überprüfbare Zwischenziele zu definieren. Behandlungsverträge mit dem Patienten legen konkrete Behandlungsmaßnahmen zur Zielerreichung und ggf. Bedingungen für die nächsten Lockerungsschritte fest.

5.3 Forensische Rehabilitationsmodelle und Behandlungsprinzipien

Forensische Rehabilitationsmodelle sind Ansätze zur Reduktion krimineller Rückfälligkeit und zielen auf ein kriminalitätsfreies Leben in Freiheit [142]. Etabliert sind das RNR-Prinzip [3], das GLM [49, 88] und im Bereich der Pflegewissenschaftendas Recovery-Modell [155]. Den Rahmen für die Behandlung im Maßregelvollzug bildet das Rückfallvermeidungsmodell.

Risk-need-responsivity-Prinzip

Die breiteste empirische Basis hat das Risk-need-responsivity-Prinzip (RNR-Prinzip). Es bildet den Rahmen, nach dem die im Einzelfall anzuwendenden Interventionen auszuwählen sind. Das „risk principle" (Risikoprinzip)

Tab. 2 Beispiele verschiedener Prognoseverfahren

Generation der Prognoseverfahren	Name des Instruments (Abkürzung, Autor und Erscheinungsjahr)	Straftätergruppen
Klinisch intuitiv	–	–
Aktuarische Prognoseverfahren		
2. Generation	Violence Risk Appraisal Guide (VRAG; Quinsey et al. 2006 [121])	Gewalt
	Static 99 (Hanson und Thornton 1999 [56])	Sexual
	Psychopathy Checklist-Revised (PCL-R; Hare 2003 [61])	Gewalt/Sexual
3. Generation	Level of Service Inventory – Revised (LSI- R; Andrews und Bonta 1995 [2])	Gewalt
	Violence Risk Scale (VRS/-SCf; Wong und Gordon 2006 [157])	Gewalt/Sexual
	Stable 2007 (Hanson und Harris 2007 [58, 59]; Mattes und Rettenberger 2008 [96])	Sexual
	Acute (Hanson und Harris 2007 [57]; Mattes und Rettenberger 2008 [97])	Sexual (kurzfristig)
Prognoseverfahren der 4. Generation	Level of Service/Case-Management Inventory (LS/CMI; Andrews et al. 2004 [4])	Gewalt
„Structured professional judgement" (SPJ)	Historical-Clinical-Risk Scheme – 20 (HCR-20 V2/3; Webster et al. 1997 [152]; deutsche Version: Müller-Isberner et al. [111])	Gewalt
	Female Additional Manual (FAM; de Vogel et al. 2010 [26])	Gewalt durch Frauen (Zusatzmanual zum HCR-20)
	Short Term Assessment of Risk and Treatability (START; Webster et al. 2009 [153])	Gewalt (akut)
	Sexual Violence Risk Scheme – 20 (SVR- 20; Boer et al. 1997 [8]; deutsche Version: Müller-Isberner et al. [112])	Sexual
	Structured Assessment of Violence Risk in Youth (SAVRY; Borum et al. 2002 [11])	Jugendliche

besagt, dass das Rückfallrisiko über valide Methoden (vgl. Abschnitt „Risikobeurteilung") erhoben werden sollte. Die Intensität der Intervention (z.B. erhöhter zeitlicher Aufwand, mehr Therapiemaßnahmen, medikamentöse Behandlung, Sicherung etc.) sollte dem Risiko entsprechen. In der Regel wird zwischen niedrigem, mittlerem und hohem Risiko unterschieden. Das „need principle" (Bedürfnisprinzip) besagt, dass kriminalpräventive Interventionen auf solche Merkmale abzuzielen haben, die mit dem kriminellen Verhalten in Zusammenhang stehen („kriminogene Bedürfnisse" oder „criminogenic needs"). Das „responsivity principle" (Ansprechbarkeitsprinzip) besagt, dass die Auswahl der Behandlungsmethoden dem Lernstil und den Fähigkeiten der Patienten entsprechen sollte.

Als „central eight" der Risikofaktoren für Kriminalität benennen Bonta und Andrews [12]: kriminelle Vorgeschichte, antisoziale Persönlichkeitsmuster, prokriminelle Einstellungen, Unterstützung kriminellen Verhaltens durch das soziale Umfeld, Alkohol- und Drogenmissbrauch, dysfunktionale familiäre/eheliche Beziehungen, Scheitern in Schule/Arbeit und antisoziale Freizeitaktivitäten. Daraus leiten sich die Behandlungsziele ab. Das antisoziale Persönlichkeitsmuster zeigt sich in Impulsivität, „sensation seeking", Rastlosigkeit, Aggressivität und Irritierbarkeit. Deshalb sind die Verbesserung von Selbst- und Ärgermanagement sowie Problemlösekompetenz wichtige, Erfolg versprechende Ziele. Rechtfertigenden Einstellungen zur Kriminalität („prokriminelle Einstellungen") soll durch Vermittlung prosozialer Einstellungen und Identität entgegengewirkt werden. Der Kontakt zum kriminellen Umfeld soll nachhaltig reduziert und der Aufbau prosozialer Kontakte gefördert werden. Alkohol- und Drogenkonsum sollen verlässlich reduziert werden. Arbeits-/Lernfähigkeit, interpersonelle Beziehungen, prosoziale Freizeitaktivitäten und ggf. elterliche Erziehungskompetenz sollen gefördert werden. Die kriminelle Vorgeschichte ist selbstverständlich nicht veränderbar.

Aus den psychopathologischen Symptomen psychisch Kranker lassen sich nur aussichtsreiche forensische Behandlungsziele ableiten, wenn sie in einer funktionalen Beziehung zu dem kriminellen Verhalten stehen wie z.B. bei einem handlungsleitenden Wahn oder einer Impulskontrollstörung.

Ungeachtet des Tätertypus sprechen auch die forensischen Patienten in der Psychotherapie am besten auf kognitive soziale Lernstrategien wie prosoziales Modelllernen, Problemlösen und die angemessene Verwendung von Verstärkung an [12]. Effektive kognitive soziale Lernstrategien wirken durch die gleichzeitige Anwendung zweier Prinzipien, zum einen des Beziehungsprinzips (Aufbau einer therapeutischen Beziehung und Optimieren des interpersonellen Einflusses zum/auf den Patienten durch eine warmherzig engagierte Kommunikation, Respekt und Akzeptanz) und zum anderen des Kontingenz-/Strukturierungsprinzips (Beeinflussung der Richtung des interpersonellen Einflusses – prosozial vs. antisozial – durch gezielte Beachtung und Strukturierung der Inhalte, die in der Beziehung verstärkt werden).

Diese beiden Prinzipien lassen sich in griffigen Formulierungen wie „firm, but fair"; „empathisch, aber direktiv", „Dem Patienten ist mit Respekt und Akzeptanz zu begegnen, nicht aber dem delinquenten Verhalten" zusammenfassen. Der spezifischen Ansprechbarkeit folgend sollten unter Berücksichtigung individueller Stärken, des Lernstils, der Persönlichkeit, der Motivation und biosozialer Merkmale allgemeine kognitiv-behaviorale Strategien immer an den Einzelfall angepasst werden [12].

„Good lives model"

Die zentrale Annahme des „good lives model" (GLM) ist, dass sich eine zufriedenstellende Lebensführung präventiv auf die zukünftige Straffälligkeit einer Person auswirkt. Entsprechend sollen delinquent gewordene Menschen im Erreichen einer solchen Lebensführung unterstützt werden. Dabei soll die Befriedigung sog. Grundbedürfnisse (z.B. Wissen, Autonomie, Verbundenheit, Gemeinschaft, Spiritualität etc.) erreicht werden, wobei die Art und Weise, wie diese Bedürfnisse erfüllt werden, sich interindividuell unterscheiden kann. Ein direkter Zusammenhang zu kriminellem Verhalten ergibt sich, wenn eine Person durch Delinquenz versucht, ein bestimmtes Bedürfnis zu befriedigen. Von einem indirekten Zusammenhang spricht man, wenn aus zu starker Einengung auf bestimmte Grundbedürfnisse eine Destabilisierung der Person oder ihrer Umwelt folgt, die kriminelles Verhalten begünstigt. Das zentrale Angebot von Rehabilitation soll daher darin bestehen, Patienten bei einer funktionalen und prosozialen Befriedigung ihrer Grundbedürfnisse zu unterstützen [49, 88].

Recovery-Prinzip

Recovery beinhaltet die drei Prinzipien Hoffnung, Selbstbestimmung und Partizipation. Es zielt auf die Stärkung der Einbeziehung der Patienten in die Behandlung ab und ist insbesondere in den Pflegewissenschaften und der Selbsthilfebewegung verbreitet. Die World Health Organization (WHO) hat die Förderung von „recovery" in ihren Aktionsplan zur psychischen Gesundheit aufgenommen [155]. Das Konzept erscheint insbesondere aufgrund der langen Behandlungsdauer (etwa ein Drittel der nach § 63 StGB Untergebrachten befindet sich länger als zehn Jahre in der Unterbringung) bedeutsam.

Rückfallvermeidungsmodell

Methodenübergreifend gibt das Rückfallvermeidungsmodell der Behandlung im Maßregelvollzug einen konzeptionellen Rahmen, der eine ambulante Weiterbehandlung vorbereitet und ermöglicht. Die Grundidee dieses aus der Suchtbehandlung stammenden Modells zur Risikominderung ist, dass einer Straftat meist eine Verhaltenskette vorangeht, die durch sich aufschaukelnde interne und externe Faktoren angestoßen wird (Delinquenzspirale). Intern können bestimmte Gedanken, Fantasien, Wahrnehmungen und Gefühle, extern z.B. die Verfügbarkeit von Alkohol, Drogen, Waffen oder potenziellen Opfern delinquentes Verhalten anstoßen. Je früher die zum Delikt hinführende Verhaltenskette unterbrochen werden kann, desto geringer ist das Risiko eines Rückfalls. Ziel der Behandlung ist es, diese zum Delikt hinführende Verhaltenskette so früh wie möglich zu unterbrechen. Je nachdem, wie weit ein Patient von einem Rückfalldelikt entfernt ist, wird man unterschiedlich invasive Interventionen wählen [38, 39].

5.4 Therapieverfahren

Grundlegend für die Behandlung im psychiatrischen Maßregelvollzug ist die Herstellung einer therapeutischen Beziehung. Die zur Behandlung eingesetzten Pharmako-, Somato-, Psycho-, Sozio-, Ergo-, Arbeits- und Milieutherapien finden auf der Grundlage der geschilderten Rehabilitationsmodelle statt und setzen – wie jede Behandlung – grundsätzlich die Einwilligung und Mitwirkung des Patienten voraus (vgl. Abschnitt „Behandlung und Maßnahmen gegen den Willen des Patienten"). Dasselbe gilt für deliktpräventive Verfahren aus der Straftäterbehandlung.

Pharmako- und Somatotherapie (z.B. Elektrokrampftherapie) folgen den Empfehlungen der Fachgesellschaft, wobei einschränkend auf die Grenzen der Übertragbarkeit evidenzbasierter Leitlinien, die nicht an forensisch psychiatrischen Patienten gewonnen wurden, verwiesen wird. Beim Vorliegen einer schizophrenen oder affektiven Störung ist eine psychopharmakologische Behandlung aus fachlicher Sicht unerlässlich. Für paraphile Sexualstraftäter kann eine Behandlung mit selektiven Serotoninwiederaufnahmehemmern (SSRI) und/oder mit testosteronsenkenden Medikamenten erwogen werden [7, 13]. Bei hirnorganisch bedingter Aggressivität kann eine Behandlung mit Betablockern oder Neuroleptika sinnvoll sein. Bei Patienten mit Persönlichkeitsstörung kann eine symptom- und syndromorientierte psychopharmakologische Behandlung in Betracht gezogen werden. Auch somatische Erkrankungen sind leitliniengemäß zu versorgen.

Die in Deutschland aufgrund ihrer generellen Wirksamkeit anerkannten psychotherapeutischen Richtlinienverfahren sind Verhaltenstherapie und psychodynamische Verfahren, und zwar in den Settings Einzel-, Gruppen-, Paar- und Familientherapie. Eine generelle Problematik besteht darin, dass die in psychotherapeutischen Ausbildungsinstituten vermittelten Settings und Inhalte zu wenig die Klientel und die Erfordernisse des Maßregelvollzugs berücksichtigen. An manualisierten Behandlungen finden insbesondere die auf forensische Belange spezialisierte dialekektisch-behaviorale Therapie Forensik (DBT-F), die mentalisierungsbasierte Therapie (MBT), die Schematherapie und die übertragungsfokussierte Therapie (TFP) Anwendung (u.a. [37]; Überblick auch in [32]; vgl. Abschnitt „Störungen durch psychotrope

Substanzen (ICD-10: F1)"). Mit psychisch kranken Rechtsbrechern wird eher verhaltenstherapeutisch als psychodynamisch gearbeitet.

Aus der Straftäterbehandlung kommen spezifische Ansätze wie R&R-Training (R&R: Reasoning & Rehabilitation; [55]) und kognitiv-behaviorale Sexualstraftäterbehandlung (z.B. „sex offender treatment programme" [SOTP], Behandlungsprogramm für Sexualstraftäter [BPS]). Diese Programme wurden an die Verhältnisse des deutschen Maßregelvollzugs adaptiert.

Sinnvolle Tagesstruktur mit Arbeit, kreativen Elementen, möglichst umfassender Selbstversorgung und klarer Distanzierung von Übergriffen im Alltag sind zentral und z.B. für die Drogentherapie in den USA in ihrer Wirkung auch evidenzbasiert belegt [144].

Zusammenfassendes Ziel der Behandlung ist, dass sich der Patient im Dialog mit seinen Therapeuten wie mit Mitpatienten und Angehörigen nach und nach selbstkritisch mit seiner psychischen Störung, seinen kriminogenen Bedürfnissen („needs") wie auch mit deren deliktischen Folgen im Zusammenhang seiner Biografie, seinen Wünschen und Ängsten auseinandersetzt und diese versteht sowie mit Unterstützung der Pflege neue positive Erfahrungen im Stationsalltag macht, um hieraus zu einer Veränderung der eigenen Sinnbezüge und zu einer nachhaltigen Lebensstiländerung zu gelangen. Für manche Patienten sind Tages- und Wochenpläne, Arbeitstherapie und Selbstversorgung, z.B. im Rahmen einer therapeutischen Gemeinschaft oder der Milieutherapie, die erste geregelte Tagesstruktur ihres Lebens und erste Schritte hin zu einem beschützten oder regulären Arbeitsplatz und einer möglichst selbständigen Alltagsbewältigung. Für Patienten, die bislang innerhalb der Dissozialität relativ erfolgreich waren („Leben auf der Überholspur"), gehört zu einer solchen Lebensstiländerung auch, die Spannung des kriminellen Milieus gegen die Berechenbarkeit eines bürgerlichen Alltags einzutauschen und künftig ein niedriges, möglicherweise deutlich abgesenktes Einkommen zu akzeptieren. Wesentlich ist es immer, dass die Patienten durch die Neuorientierung eine neue Selbstachtung und Würde erreichen, wozu beispielsweise ein im Maßregelvollzug erworbener Schulabschluss oder eine erfolgreiche berufliche Wiedereingliederung beitragen können, aber auch die Entdeckung neuer Möglichkeiten einer befriedigenden Freizeitgestaltung über sportliche und erlebnispädagogische Aktivitäten, Gruppenausflüge in die Natur oder kulturelle Angebote wie Musik-, Mal- oder Theaterprojekte. Der Einbeziehung der Angehörigen kommt eine generelle Bedeutung zu, besonders aber dann, wenn diese zu den Geschädigten der Delikte des Patienten gehörten [69].

5.5 Forensisch-psychiatrische Nachsorge

Forensisch-psychiatrische Nachsorge befasst sich mit der Betreuung von Patienten unter Führungsaufsicht. Die Mehrzahl der Patienten befand sich vorher im Maßregelvollzug. Bei den anderen Patienten wurde die Unterbringung bereits im Urteil zur Bewährung ausgesetzt. Die Paragraphen 68 ff. StGB beschreiben das Verhältnis von Gericht, Führungsaufsichtsstelle und Bewährungshilfe sowie forensischer Ambulanz. Die Einbindung in polizeiliche Rückfallpräventionsprogramme für spezielle Tätergruppen (z.B. Konzeption zum Umgang mit rückfallgefährdeten Sexualstraftätern [KURS], Zentralstelle zur Überwachung rückfallgefährdeter Sexualstraftäter [ZÜRS], Haftentlassenen Auskunftsdatei Sexualstraftäter [HEADS]) ist von Bundesland zu Bundesland unterschiedlich geregelt. Paragraph 68b Abs. 1 StGB stellt einen Katalog von Weisungen zur Verfügung, bei denen bereits der Verstoß als solcher strafbar ist, während Abs. 2 der Vorschrift Weisungen beschreibt, die nur mit Einwilligung des Patienten erteilt werden dürfen; dazu gehört insbesondere die zentrale Weisung, sich ärztlich und psychotherapeutisch behandeln und medizieren zu lassen. Die Einwilligung kann zurückgenommen werden, ohne dass dies alleine rechtliche Folgen auslöst. Paragraph 67 f StGB enthält die Gründe für den Widerruf der Bewährung (Weisungsverstoß, Straftat, Zustandsverschlechterung), notfalls mit einem vorgehenden Sicherungshaftbefehl (§ 453c StPO). Im Fall einer Krise ermöglicht § 67h StGB die (sofortige) Invollzugsetzung der Unterbringung für maximal sechs Monate. Einige Landesgesetze sehen auch die Möglichkeit der befristeten freiwilligen Wiederaufnahme zur Krisenintervention vor.

Das Ziel ist Verhinderung von Rückfälligkeit in Delinquenz. Die praktische Arbeit umfasst forensische, psychiatrische, psychotherapeutische, allgemeinärztliche, pflegerische und sozialarbeiterische und insbesondere auch aufsuchende Inhalte. Dies erfordert Mitarbeiter, die neben der fachlichen Qualifikation in all diesen Aufgabenfeldern über forensische Erfahrung und Bereitschaft zu Flexibilität, Engagement, selbständigem Handeln und lebenspraktischem Denken verfügen.

Forensisch-psychiatrische Nachsorge bewegt sich im Spannungsfeld zwischen Hilfe und Kontrolle. Kernpunkt der Nachsorge ist die aktuelle Risikoeinschätzung und das aktualisierte Risikomanagement. Zum Risikomanagement gehören neben unterstützenden auch grenzensetzende, assertive Interventionen, erforderlichenfalls durch Einschaltung des Gerichts.

Die forensische Ambulanzarbeit umfasst Sprechstunden, Einzel- und Gruppenpsychotherapien, Hausbesuche, Arbeitsplatzbetreuungen, medikamentöse Behandlung inkl. Drug-Monitoring, soziomilieutherapeutische Aktivitäten, regelmäßige Abstinenzkontrollen sowie telefonische Beratung und Hilfestellung. Außerdem stellen die Vermittlung von Wissen und die Koordination (z.B. im Rahmen von Helferkonferenzen) eventueller weiterer „Nachbetreuer“ wie der Mitarbeiter von Werkstätten, Heimeinrichtungen, Tagesstätten oder des Betreuten Wohnens, von Psychotherapeuten, Nervenärzten, gesetzlichen Betreuern, Partnern, Familienangehörigen und Freunden sowie der Bewährungshelfer wesentliche Arbeitsschwerpunkte dar (Übersichten bei Freese [50]; Seifert et al. [136]).

6 Risikobeurteilung, Risikomanagement und Lockerungen

6.1 Risikobeurteilung

Einleitung

Im Maßregelvollzug werden zu unterschiedlichen Zeitpunkten Risikobeurteilungen notwendig: bei der Aufnahme zur Beurteilung des Sicherungsbedarfs, im weiteren Verlauf zur Behandlungsplanung, für Lockerungen und in Krisen sowie zur Frage der Fortdauer der Unterbringung. Eine enge Verzahnung von Risikobeurteilung und Behandlung ist Voraussetzung für die Wahl der Behandlungsmaßnahmen, die Vermeidung von Zwischenfällen in und außerhalb der Einrichtung und um nicht erforderliche Therapiemaßnahmen zu unterlassen. Sie muss mit den Entscheidungs-, Kommunikations- und Dokumentationsstrukturen der Klinik eng verzahnt sein. Bei der Risikobeurteilung werden zunächst die im individuellen Fall vorliegenden statischen (unveränderlichen) und dynamischen (prinzipiell veränderbaren) Risikofaktoren, aber auch die protektiven Faktoren einschließlich des sozialen Umfelds identifiziert und bewertet. Dabei liegt für eine strukturierte Erfassung von Risikofaktoren bzw. protektiven Faktoren mittlerweile auch im deutschsprachigen Raum eine Reihe reliabler und valider Prognoseinstrumente vor (Übersichten bei Nedopil [115] sowie Rettenbergerund von Franqué [126]).

Rechtlicher Rahmen

Das Recht macht Vorgaben für die ärztlichen und psychotherapeutischen Prognoseentscheidungen: Lockerungen (und deren Versagung oder Zurücknahme) sind davon abhängig, ob Straftaten oder die Flucht befürchtet werden müssen. Die gerichtliche Kontrolle ist hier auf den richtigen Gebrauch des vollzuglichen Ermessens beschränkt: Sind die Entscheidungen des Vollzugs geeignet, erforderlich und verhältnismäßig im Blick auf den Zweck der Maßregel? Hingegen entscheidet das Gericht in der Sache, wenn es um Fortdauer der Unterbringung oder deren Aussetzung (§ 67d Abs. 2 StGB) und die dabei zugrunde zu legenden Rahmenbedingungen geht. Nach § 57 Abs. 1 S. 2 StGB, dessen Kriterien der Sache nach auch für die Prüfung der Aussetzungsreife der Maßregeln zutreffen, sind für die Prognose in jedem Fall – aber nicht abschließend – zu berücksichtigen die Persönlichkeit des Verurteilten/Untergebrachten, sein Vorleben, die Umstände seiner Tat, das Gewicht des bei einem Rückfall bedrohten Rechtsguts, sein Verhalten im Vollzug, seine Lebensverhältnisse und die Wirkungen, die von der Aussetzung für ihn zu erwarten sind. Nach § 454 Abs. 2 StPO ist prognostisch zu beurteilen, ob die in der Tat zutage getretene Gefährlichkeit fortbesteht. Das BVerfG hat ergänzend bestimmt, dass der Grad der Wahrscheinlichkeit neuer Taten zu konkretisieren und Besonderheiten des Falles zu beachten seien. Vor allem komme es auf die seit der Anordnung der Maßregel veränderten Umstände an, die für die Zukunft bestimmend seien. Dazu gehöre nicht nur der Zustand des Untergebrachten, sondern auch die zu erwartenden künftigen Lebensumstände. Es könne auf die Wirkungen der Führungsaufsicht und die weiteren Maßnahmen der Aufsicht und Hilfe ankommen (BVerfGE 70, 297, 313). Bei allen Items ist jeweils zu prüfen, ob ihre Bewertung in die sachliche Kompetenz des Maßregelvollzugs (z.B. psychischer Zustand) oder des Gerichts (z.B. Gewicht des Rechtsguts) fällt (vgl. [9]). Die von den Erfahrungswissenschaften entwickelten Methoden der Risikobeurteilung und des Risikomanagements stellen aus Sicht des Gerichts ein wesentliches Hilfsmittel für die Entscheidung dar, können den normativen Akt der Gerichtsentscheidung aber nicht ersetzen.

Methoden der Risikobeurteilung

Man unterscheidet heute unterschiedliche Idealtypen von Kriminalprognosemethoden (siehe auch [125]). Die erste Generation oder klinisch-intuitive Kriminalprognose beschreibt ein Vorgehen, das sich ausschließlich oder überwiegend an der subjektiven Erfahrung des Beurteilers orientiert. Diese Form der Vorhersage führt zu einer relativ unzuverlässigen und vergleichsweise wenig treffsicheren subjektiven Vorhersage. Sie kann damit nicht empfohlen werden. Die zweite Generation der sog. statistisch-nomothetischen (auch aktuarischen) Prognoseinstrumente arbeitet mit einer festgelegten Anzahl von Risikofaktoren, die empirisch mit Rückfälligkeit im Zusammenhang stehen. Die Verrechnung der einzelnen Risikofaktoren folgt nicht einer individuellen Gewichtung, sondern ist durch das Instrument vorgegeben. Aufgrund des so gebildeten Gesamtwertes wird der Patient einer Risikogruppe mit empirisch ermittelten Wahrscheinlichkeitswerten für Rückfälligkeit zugeordnet. Prognoseinstrumente der dritten Generation setzen verstärkt auf dynamisch veränderbare Risikofaktoren und eignen sich damit auch zur Erfassung der kriminogenen Bedürfnisse („needs“) und zur Verlaufsmessung. Sie zeichnen sich durch eine hohe Messgenauigkeit und Vorhersageleistung aus. Modelle der vierten Generation gehen über die reine Anwendung von Prognoseinstrumenten hinaus und erstellen ein individuelles (idiografisches) Fallmodell, wodurch die Planung von Maßnahmen des Risikomanagements erleichtert wird. Hierunter können strukturiert-klinische Prognoseinstrumente („structured professional judgement“ [SPJ]) und das Prozessmodell der Urteilsbildung idiografischer Rückfall- und Gefährlichkeitsprognosen subsumiert werden.

Ob und welche der zahlreichen Instrumente im Einzelfall ausgewählt werden, richtet sich danach, welche Risiken für welche Tätergruppe in welchem Kontext für welchen Zweck beurteilt werden sollen. Das am besten untersuchte Instrument zur Erfassung von Gewalttaten bei Maßregelvollzugspatienten ist der HCR-20 (HCR: Historical Clinical Risk Scheme) in seiner Version 2 [152]. Die wichtigen Schritte der Beurteilung eines Gewaltrisikos im Sinne eines SPJ lassen sich wie folgt beschreiben [31]: Sammeln der Informationen für den spezifischen Fall, Bewertung der einzelnen Risikofaktoren, Beurteilung der Relevanz der identifizierten Risikofaktoren, Fallkonzeptualisierung, Formulieren von Risikoszenarien, Entwicklung von Risikomanagementstrategien mit Fokus auf klinisch-dynamische Risikofaktoren oder kriminogene Bedürfnisse sowie abschließende Beurteilung des Risikos in niedrig, mittel und hoch für allgemeine zukünftige Gewalt, für schwere physische Gewalt und für konkret drohende Gewalt [31, 79]. Für die Beurteilung bei Sexualstraftätern stehen zur Verfügung z.B. SVR 20 (SVR: Sexual Violence Risk Scheme; [8]), Static 99 [62], Acute 2007 [57], Stable 2007 [36, 58], wobei der Static 99 in Verbindung mit Stable 2007 und Acute 2007 als die gegenwärtig am besten validierte Kombination von Instrumenten erscheint.

Im Laufe der Unterbringung ergeben sich weitere zu beurteilende und einzugrenzende Risiken, z.B. das Risiko für Selbstverletzung, Suizid, Entweichung oder Substanzmissbrauch. Ein weit verbreitetes Instrument zur Erfassung dieser Risiken stellt der START (Short Term Assessment of Risk and Treatability; [153]) dar. Zusätzlich fokussiert dieses im multiprofessionellen Team anzuwendende Instrument insbesondere dynamische und protektive Faktoren und führt über einen gelenkten Prozess zur Ableitung von Behandlungsmaßnahmen.

Häufig reicht die Anwendung eines einzelnen Prognoseinstruments nicht aus, um die sehr unterschiedlichen Fragen zu beantworten.

Die Anwendung aller Instrumente setzt eine forensische Ausbildung, qualifizierte Schulung und Erfahrung in der Behandlung von Straftätern voraus.

Organisation und Durchführung der Risikobeurteilung in der Maßregelvollzugsklinik

Die Risikobeurteilung muss einem strukturierten und transparenten Prozess folgen, der in die Entscheidungswege der Institution integriert ist. Wichtig ist die Einbeziehung aller an der Behandlung beteiligten Mitarbeiter, strukturierte Kommunikation der Risiken, Transparenz in der Dokumentation und Vernetzung von Risikobeurteilung, -eingrenzung, -kommunikation und Behandlungsplanung. Risiken müssen von sämtlichen Berufsgruppen erfasst, dokumentiert und eingegrenzt werden. Daher bedarf es eines gemeinsamen Verständnisses von Gewalt, Risiken sowie Risikokriterien. Durch gemeinsame Ratings oder das gemeinsame Zusammenstellen der Informationsbasis für das Rating wird die Sensibilität für relevante Informationen erhöht und die Kommunikation mit den richtigen Begrifflichkeiten auf das Wesentliche fokussiert. Die einzelnen Beurteilungen, die Therapieplanung und die jährlichen Prognosestellungnahmen gemäß § 67d StGB müssen präzise aufeinander abgestimmt und in Letztverantwortung des therapeutischen Leiters formuliert werden.

6.2 Risikomanagement

Die Risikobeurteilung muss in ein effektives Risikomanagement münden. Zusätzlich zu den beschriebenen Behandlungsmaßnahmen (vgl. Abschnitt „Behandlung im Maßregelvollzug") stehen dem Maßregelvollzug drei weitere Verfahren zur Verfügung [63]: Risikomonitoring, Beschränkung von Handlungsspielräumen, Opferschutz.

Risikomonitoring

Das Monitoring zielt darauf, Änderungen des Risikos fortlaufend zu beobachten und zu beurteilen. Dies hat bereits per se eine verhaltenssteuernde Wirkung auf die Patienten. Methoden sind vor allem der kontinuierliche Kontakt bzw. das Gespräch mit dem Patienten, ferner Selbstbeobachtungsprotokolle, Laufzettel, Kassenbuch, Fahrtenbuch, Hausbesuche, Telefonkontakte, Kontakte mit Bezugspersonen, Drogen- und Alkoholtests, Erfassung der Medikamentenspiegel und Sicherungsmaßnahmen im engeren Sinn wie Kontrolle von elektronischen Datenträgern, Telekommunikation, schriftlichen Unterlagen sowie Durchsuchungen. Für ein effektives Risikomanagement ist es wichtig, sicherzustellen, dass alle Verlaufsbeobachtungen zeitnah an einer Stelle zusammenfließen und dass zeitnah reagiert werden kann (z.B. Case-Management, Besprechungswesen der Klinik, „runder Tisch", Kommunikation mit der Justiz). Im Fokus des Monitorings stehen die im Rahmen der Risikobeurteilung erhobenen Risikofaktoren bzw. protektiven Faktoren.

Beschränkung von Handlungsspielräumen

Ein weiteres Instrument des Risikomanagements ist die Einschränkung von Handlungs- und Bewegungsspielräumen, sodass dem Patienten die äußeren Möglichkeiten für Übergriffe aller Art erschwert werden. In der konkreten Ausgestaltung dieser Einschränkungsmöglichkeiten haben die meisten Maßregelvollzugskliniken je nach länderrechtlich geregelten Möglichkeiten für die intramurale Behandlung ein abgestuftes Lockerungs- oder Stufensystem etabliert. Hierin werden den Patienten – in Abhängigkeit von ihrer Prognose bzw. ihrem Risiko – Freiheiten und Rechte eingeschränkt (bis hin zu Isolierung und Fixierung), aberauch Lockerungen (Ausgänge, Urlaube etc.) gewährt. Außerhalb des stationären Maßregelvollzuges können gerichtlich angeordnete Weisungen nach § 68b StGB Basis eines Risikomanagements durch Einschränkung von Handlungsräumen sein.

Opferschutz

Der Risikominderung dient auch die Einbeziehung gefährdeter Personen aus dem Nahbereich der Patienten. Das bedeutet, potenzielle Opfer zu stärken.

Hierzu dienen Deeskalationsschulungen innerhalb der Kliniken, fachkundige Begleitung und Supervision von Einrichtungen aus dem Nachsorgesystem durch eine forensisch-psychiatrische Ambulanz, Interventionen in Familien mit Patienten mit Psychoseerkrankungen sowie die Einbeziehung in die Behandlung und Aufklärung von Partnern und Angehörigen.

6.3 Lockerungen

Lockerungen haben eng miteinander verwobene rechtliche und therapeutische Aspekte. In rechtlicher Hinsicht muss der mit der Unterbringung notwendig verbundene Eingriff in die Freiheit des Untergebrachten erforderlich sein, um der von ihm ausgehenden Gefährlichkeit zu begegnen. Zugleich muss der Eingriff so gering wie möglich gehalten werden und darf nicht über das hinausgehen, was zur Gewährleistung der Sicherheit der Allgemeinheit unabdingbar notwendig ist. Für das Gericht tragen Vollzugslockerungen wesentlich dazu bei, die Grundlage der prognostischen Beurteilung (Fortdauer oder Aussetzung der Maßregel) zu erweitern. In therapeutischer Hinsicht stellen Lockerungen ein in der Regel unverzichtbares Mittel der Behandlung dar, um die Behandlungsmotivation zu fördern, Therapiefortschritte zu überprüfen, neue Ziele zu erarbeiten und die Wiedereingliederung zu erleichtern und somit einer Hospitalisierung entgegenzuwirken.

Als mögliche Vollzugslockerungen sehen die Maßregelvollzugsgesetze und Verwaltungsvorschriften der Länder Regelbeispiele mit vielen systematischen und begrifflichen Unterschieden vor. Unterschieden werden (gefesselte oder streng begleitete) Ausführungen, begleitete oder unbegleitete Ausgänge, jeweils innerhalb des Klinikgeländes oder extramural, kürzere und längere Urlaube sowie Erwerbstätigkeit und schließlich verschiedene Formen der Entlassungs- oder Langzeitbeurlaubungen. Bei der Planung der Maßnahmen müssen zeitgerecht das in den Ländern sehr unterschiedlich geregelte Verfahren, die zu beteiligenden Institutionen (Gericht, Staatsanwaltschaft, Aufsichtsbehörde) und die Art ihrer Beteiligung (Anhörung, Benehmen, Zustimmung) im Blick behalten werden.

Jeder einzelnen Lockerung muss eine aktuelle Analyse des Behandlungsstandes und des Risikos zugrunde liegen, und zwar jeweils bezogen auf die aktuell anstehende Lockerung: Welches Behandlungsziel soll mit der vorgesehenen Maßnahme erreicht werden, und unter welchen Bedingungen und mit welcher Wahrscheinlichkeit ist damit zu rechnen, dass der Untergebrachte diese anstehende Lockerung weder zur Flucht noch zu rechtswidrigen Taten missbrauchen wird? Immer sind alle Informationen über den Patienten zugrunde zu legen (aktuelles Urteil, Registerauszug, ggf. Vorverurteilungen, Krankheitsanamnese, Delinquenzanamnese, Verhalten in der Unterbringung, Therapieziele, protektive sowie Risikofaktoren). Zur Einschätzung des Risikos gehört auch, wie schnell und mit welchen Mitteln der Untergebrachte zurückgeholt werden kann, wenn die Maßnahme zu misslingen droht; das gilt in besonderem Maße für die Planung einer Entlassung und die Zeit der Führungsaufsicht danach.

Die Bewilligung jeder Lockerung muss einem transparenten und strukturierten mehrstufigen Verfahren folgen, das die Erkenntnisse des multiprofessionellen Teams, der leitenden Ärzte und Psychologen und - verantwortlich nach außen - der Vollzugsleitung zusammenführt. Dies ist in allen Einzelheiten zu dokumentieren und bildet die Grundlage zum einen im Falle des Gelingens für die Fortführung und Erweiterung der Lockerungen, zum anderen für die Aufarbeitung eines Misslingens und zum dritten für die Rechtfertigung im Falle von Konflikten mit Außenstehenden.

Lockerungsmaßnahmen sind sorgfältig zu planen und durchzuführen. Eine nicht oder verzögert gewährte Lockerung führt in der Regel zu einer entsprechenden Verlängerung des Freiheitsentzuges.

Besondere Fragen entstehen durch die Höchstfristregelung für nach § 64 StGB Untergebrachte sowie durch die gesetzlichen Vorgaben zur Beendigung der Unterbringung nach § 63 StGB aus Verhältnismäßigkeitsgründen, was möglicherweise nach der Novellierung vom 01.08.2016 zunehmen wird. Erfolgen Entlassungen aus normativen Gründen ohne Rücksicht auf die (in der Regel) nicht abgeschlossene Behandlung und bei ungünstiger Kriminalprognose, verlieren die Lockerungen ihren Platz in einem therapeutischen Gesamtkonzept und sind aus diesem heraus weder zu begründen noch verantwortbar. Sie können dann nur noch dazu dienen, die fernab von behandlerischen Gründen gesetzlich oder gerichtlich festgelegte Entlassung - oft nur notdürftig - vorzubereiten, wobei die rechtliche und gesellschaftliche Verantwortung gleichwohl bei der Klinik verbleibt. Entlassungen weiterhin besonders gefährlicher Patienten bedürfen einer gemeinsamen nach außen vertretenen Verantwortung.

7 Spezielle Fragestellungen

7.1 Behandlung und Maßnahmen gegen den Willen des Patienten

Grundsatz: Aufklärung und Einwilligung

Während die Unterbringung im Maßregelvollzug unabhängig vom Willen des Untergebrachten erfolgt, ist eine Behandlung während dieser Unterbringung regelmäßig nur zulässig, wenn der Untergebrachte einwilligt. Die Einwilligung muss frei und auf der Grundlage der gebotenen ärztlichen Aufklärung erteilt worden sein. Der Untergebrachte muss bei Erteilung seiner Einwilligung einwilligungsfähig und darf keinem unzulässigen Druck ausgesetzt gewesen sein (BVerfG, Beschluss vom 23.03.2011 - 2 BvR 882/09).

Eine wirksame Aufklärung setzt voraus, dass der Untergebrachte rechtzeitig vor Beginn der Behandlung ausführlich und in für ihn verständlicher Sprache über die Vor- und Nachteile der gewählten Therapie, über alternative Behandlungsformen sowie über die möglichen Nachteile einer unterbleibenden Behandlung informiert wird. Das gilt auch, wenn er nicht einwilligungsfähig ist. In diesem Fall muss zusätzlich auch sein gesetzlicher oder rechtsgeschäftlicher Vertreter aufgeklärt werden. Gegebenenfalls empfiehlt es sich, die Einrichtung einer gesetzlichen Betreuung anzuregen [28, 75, 76]

Zeichnet sich ab, dass der Untergebrachte nicht bereit ist, in die Behandlung einzuwilligen oder, wenn er nicht einwilligungsfähig ist, ihr mit natürlichem Willen zuzustimmen, kann der Betreuer (wie auch der Behandler und weitere Vertrauenspersonen) ihm im Sinne einer Entscheidungsassistenz behilflich sein, das medizinische Problem zu verstehen und eine Entscheidung in seinem besten Interesse zu treffen (Zentrale Ethikkommission; [158]) In jedem Fall muss versucht werden, den Betroffenen von der Notwendigkeit der Maßnahme zu überzeugen (Bundestagsdrucksache 17/12086 S. 1, 11). Dieser Versuch muss ernsthaft, mit dem nötigen Zeitaufwand und ohne Ausübung unzulässigen Drucks durch eine überzeugungsfähige und -bereite Person unternommen werden (Bundesgerichtshof [BGH], Beschluss vom 04.06.2014 - XII ZB 121/14). Dabei müssen dem Betroffenen auch die Konsequenzen aufgezeigt werden, die sich im Falle der Behandlungsverweigerung notwendig aus dem Zustand ergeben, in dem er unbehandelt voraussichtlich verbleiben oder in den er aufgrund seiner Weigerung voraussichtlich geraten wird. Stets ist allerdings darauf zu achten, dass dem Betroffenen keine Nachteile in Aussicht gestellt werden, die sich im Falle der Behandlungsverweigerung nicht als notwendige Konsequenzen aus seinem Zustand ergeben (BVerfG, Beschluss vom 23.03.2011 - 2 BvR 882/09). Dies ist zu dokumentieren.

Die Behandlung darf erst begonnen werden, wenn der Untergebrachte wirksam darin eingewilligt hat. Eine solche Einwilligung kann auch in einer Patientenverfügung (§ 1901a BGB) oder einer zu einem früheren Zeitpunkt abgeschlossenen Behandlungsvereinbarung mit seinen Behandlern enthalten sein, in der Situationen der fehlenden oder fraglichen Selbstbestimmungs- bzw. Einwilligungsfähigkeit im Voraus erfasst und - im Falle der Behandlungsvereinbarung durch gemeinsame Absprachen - geregelt werden.

Lehnt der Untergebrachte die Behandlung ab, muss sie unterbleiben. Das gilt auch, wenn er nicht einwilligungsfähig ist und seine Ablehnung nur mit natürlichem Willen äußert. Auch medizinisch dringend indizierte Eingriffe sind dann verboten, und zwar auch, wenn sich die Freiheitsentziehung dadurch gegebenenfalls deutlich verlängert („Freiheit zur Krankheit"; BVerfG, Beschluss vom 23.03.2011 - 2 BvR 882/09). Die Einwilligung des gesetzlichen oder rechtsgeschäftlichen Vertreters kann den der Behandlung entgegenstehenden natürlichen Willen des Untergebrachten nicht überwinden (BVerfG, Beschluss vom 23.03.2011 – 2 BvR 882/09). Die Mitwirkung des Vertreters ist im Sinne einer Entscheidungs- und Handlungsassistenz aber von Bedeutung, wenn der einwilligungsunfähige Untergebrachte der Behandlungsmaßnahme mit natürlichem Willen zustimmt oder sich nicht erklärt. Dann kann der Vertreter nämlich für den Untergebrachten in die Behandlung einwilligen und diese dadurch rechtlich ermöglichen (vgl. BGH, Beschluss vom 20.05.2015 – XII ZB 96/15).

Ausnahme: Zwangsbehandlung

Ist der Betroffene zur Einsicht in die Schwere seiner Krankheit und die Notwendigkeit von Behandlungsmaßnahmen oder zum Handeln gemäß solcher Einsicht krankheitsbedingt nicht fähig, begründet dies eine spezifische Hilfsbedürftigkeit. Behandlungsmaßnahmen dürfen deshalb in gravierenden Fällen als Ultima Ratio auch unter Überwindung des entgegenstehenden natürlichen Willens vorgenommen werden (BVerfG, Beschluss vom 26.07.2016 – 1 BvL 8/15). Das gilt allerdings nur, wo und soweit klare und bestimmte gesetzliche Grundlagen bestehen, und nur, wenn und soweit deren Voraussetzungen erfüllt sind (BVerfG, Beschluss vom 23.03.2011 – 2 BvR 882/09). Nicht in allen Bundesländern bestehen bisher zureichende gesetzliche Grundlagen für die Zwangsbehandlung der Anlasskrankheit der Unterbringung und nur ein Teil der Landesgesetze enthalten auch Regelungen in Bezug auf die Behandlung anderer, z.B. somatischer Krankheiten [81]. Gemeinsamer materieller Kern dieser Regeln ist, dass eine Zwangsbehandlung nur erfolgen darf, wenn die Abwägung von drohender erheblicher Beeinträchtigung der persönlichen Freiheit und/oder Gesundheit des Betroffenen auf der einen und der Intensität des Eingriffs und seiner Erfolgsaussicht auf der anderen Seite im Einzelfall zu einem eindeutigen Ergebnis führt.

Der Schutz Dritter vor rechtswidrigen Taten, die ein Untergebrachter im Fall seiner Entlassung begehen könnte, kann eine Zwangsbehandlung nicht rechtfertigen; dieser Schutz kann auch durch bloße Fortsetzung der Unterbringung erreicht werden (BVerfG, Beschluss vom 23.03.2011 – 2 BvR 882/09). Davon zu unterscheiden ist der Schutz z.B. von Mitpatienten und dem Behandlungsteam vor Lebens- und erheblichen Gesundheitsgefahren. In zahlreichen Landesgesetzen finden sich Regelungen, nach denen nicht einwilligungsfähige Untergebrachte zur Abwehr solcher, zumal gegenwärtiger Gefahren auch gegen ihren erklärten natürlichen Willen behandelt werden dürfen; einige Länder erlauben in diesem Fall sogar die Zwangsbehandlung eines einwilligungsfähigen Patienten, wenn darin der im konkreten Fall am wenigsten belastende Eingriff liegt [81, 82].

Die Verantwortung für die Zwangsbehandlung liegt beim Arzt. Das Verfahren muss für den Betroffenen transparent sein und er muss über wirksame Rechtsschutzmöglichkeiten verfügen. Der Behandlung muss außerdem eine unabhängige Prüfung der Indikation für eine Zwangsbehandlung vorausgehen, es sei denn es liegt eine Notfallsituation vor. Stets sind Gründe und Verlauf der Behandlung sorgfältig und vollständig zu dokumentieren (BVerfG, Beschluss vom 23.03.2011 – 2 BvR 882/09; BVerfG, Beschluss vom 26.07.2016 – 1 BvL 8/15; vgl. weiter [75]). Die Behandlung ist engmaschig ärztlich zu überwachen und sofort zu beenden, wenn ihr Ziel erreicht ist, der wieder einwilligungsfähige Untergebrachte in eine Fortsetzung nicht einwilligt, sich herausstellt, dass sie unvorhergesehene Risiken begründet oder die erhoffte positive Wirkung ausbleibt. Gesetzliche Befristungen sind zu beachten [81].

Stets verlangt der Respekt vor der Selbstbestimmung des Patienten, dass vor Beginn einer konkreten Behandlungsmaßnahme aktuell festgestellt wird, ob der Untergebrachte im Hinblick auf diese Maßnahme nicht doch hinreichend einsichts- und handlungsfähig ist (vgl. Stellungnahme der Zentralen Ethikkommission [158]; DGPPN [28]). Dabei können auch eine Patientenverfügung oder früher geäußerte Behandlungswünsche für die aktuelle Lebens- und Behandlungssituation maßgeblich sein (vgl. § 1901a Abs. 1 und 2 BGB; [81]). Bleibt es bei dem entgegenstehenden natürlichen Willen des Betroffenen, so weist ein Beschluss des Bundesverfassungsgerichts darauf hin, dass dieser unterschiedlich intensiv zu berücksichtigen sein kann (BVerfG, Beschluss vom 26.07.2016 – 1 BvL 8/15).

Untersuchungen

Die Regeln für die Behandlung gelten in gleicher Weise für Untersuchungsmaßnahmen (vgl. BVerfG, Beschluss vom 26.07.2016 – 1 BvL 8/15).

Besondere Sicherungsmaßnahmen

Für besondere Sicherungsmaßnahmen gelten rechtlich die für die medizinische Untersuchung und Behandlung bestehenden Regeln nicht bzw. nur in modifizierter Form. Hierzu zählen z.B. die Absonderung von anderen Untergebrachten, die Unterbringung in einem besonders gesicherten Raum ohne gefährdende Gegenstände, der Entzug oder die Vorenthaltung von Gegenständen, der Entzug oder die Beschränkung des Aufenthaltes im Freien, die Fixierung durch mechanische Einschränkungen der Bewegungsfreiheit oder Medikamente, die Fesselung und die Beobachtung der untergebrachten Person, auch durch technische Hilfsmittel. Diese Maßnahmen sind stets zulässig, wenn der Untergebrachte einwilligt. Ohne Einwilligung oder gegen seinen Willen dürfen solche Maßnahmen nur ergriffen werden, wenn es eine hinreichend klare und bestimmte gesetzliche Eingriffsgrundlage gibt. Nicht alle Landesgesetze lassen alle beispielhaft genannten Sicherungsmaßnahmen zu. Soweit die Landesgesetze besondere Sicherungsmaßnahmen zulassen, setzen diese eine von dem Untergebrachten ausgehende gegenwärtige, nicht anders abwendbare Gefahr für sich, andere Patienten oder Mitarbeitende voraus. Das gilt für einwilligungsfähige wie einwilligungsunfähige Untergebrachtegleichermaßen. Bei der Anordnung dieser Maßnahmen kommt dem therapeutischen Ermessen großer, allerdings der gerichtlichen Kontrolle unterliegender Spielraum zu. In unterschiedlichem Ausmaß verlangen die Landesgesetze Genehmigungen der Aufsichtsbehörde oder des Gerichts; bei Gefahr im Verzug darf und muss allerdings sofort eingegriffen werden. Unterschiedliche Anforderungen stellen die Landesgesetze auch an eine transparente Dokumentation und Meldungen an die Fachaufsicht. Die Maßnahmen müssen in bestimmten Zeitabständen überprüft und umgehend beendet werden, wenn ihr Ziel erreicht bzw. ihr Anlass entfallen ist. Alle Maßnahmen müssen in jeder Hinsicht verhältnismäßig sein und unterstehen stets dem – langfristigen – Zweck der Maßregel.[3]

Zu den besonderen Sicherungsmaßnahmen zählt auch der Nachteinschluss, der in einzelnen Bundesländern auch aus ökonomischen Gründen durchgeführt wird. Dieser stößt auf gravierende juristische, ethische und psychiatrische Bedenken [19].

Disziplinarmaßnahmen

Disziplinarmaßnahmen knüpfen an ein vom Untergebrachten verschuldetes Fehlverhalten an und dienen der Aufrechterhaltung oder der Wiederherstellung der Sicherheit und Ordnung in der Maßregelvollzugsanstalt. Sie sind nur in den Maßregelvollzugsgesetzen der Länder Bayern und Hessen ausdrücklich vorgesehen. Verbreitet werden sie im Vollzug der Maßregeln der §§ 63, 64 StGB als unzulässig angesehen. Kritisiert wird der schmale Grat zwischen therapeutischen und disziplinarischen Maßnahmen dahingehend, dass sich unter dem Deckmantel therapeutischer Begründungen überwiegend disziplinarische und strafende Haltungen und Entscheidungen verbergen [85].

Deeskalation und Nachbearbeitung

Zwangsmaßnahmen sollten durch präventive Maßnahmen möglichst vermieden werden. Dazu gehören ein deeskalierender Umgang mit dem Patienten, ein geordnetes, faires Beschwerdesystem, das allgemeine persönliche und sächliche Stationsklima, Rückzugsmöglichkeiten, räumliche Großzügigkeit und professionelle Teamarbeit. Wenn sich Zwangsmaßnahmen im Einzelfall nicht vermeiden lassen, ist zu beachten, dass sie für Patienten wie für Mitarbeitende belastend und potenziell traumatisierend sein können; nach ihrer Beendigung sollten sie deshalb gemeinsam besprochen und aufgearbeitet werden.

3 Eine nähere Klärung des verfassungsrechtlichen Rahmens ist von noch für 2017 geplanten Entscheidungen des Bundesverfassungsgerichts in mehreren Verfassungsbeschwerdeverfahren zu erwarten (2 BvR 309/15, 2 BvR 502/16).

7.2 Pflicht zur Verschwiegenheit und zur Offenbarung

Die Behandlung im Maßregelvollzug findet im Rahmen einer durch ein Gericht angeordneten Unterbringung statt. Dies kann sich spezifisch auf eine vertrauensvolle Beziehung des Patienten zu den Behandlern auswirken. Die Vertrauensbeziehung kann dadurch belastet werden, dass die Inhalte der Behandlung nicht einer umfassenden Verschwiegenheitspflicht unterliegen, sondern die Behandler sogar verpflichtet sind, sie in verschiedenen Zusammenhängen zu offenbaren.

Eine einheitliche und eindeutige Rechtslage gibt es nicht; die Länder haben teilweise Regelungen geschaffen, die jedoch mit der Rechtsprechung harmonisieren müssen.

Gericht und andere Verfahrensbeteiligte

Die Behandler im Maßregelvollzug stehen in dem Dilemma, einerseits wie jedem Patienten, so auch der untergebrachten Person zur Verschwiegenheit verpflichtet zu sein und sich bei einem Verstoß dagegen strafbar zu machen (§ 203 StGB), andererseits dem Gericht die Tatsachen, die das Gericht seiner Entscheidung zugrunde legen muss, nachvollziehbar und transparent vorzutragen. Spiegelbildlich ist das Gericht für eine gerechte Entscheidung dazu verpflichtet, eine möglichst umfassende Tatsachengrundlage zu ermitteln und sich erst dann eine eigene Meinung zu bilden. Dasselbe gilt für Staatsanwaltschaft, Verteidiger und ggf. weitere Verfahrensbeteiligte. In welche Richtung, in welchem Umfang und für welche rechtlichen Fragestellungen (z.B. Lockerungen, Vollzugspläne, Aussetzung/Fortdauer/Erledigung der Maßregel) dieses Spannungsverhältnis aufzulösen ist, ist unter Juristen und Therapeuten umstritten (BVerfG Beschluss vom 22.01.2015 – 2 BvR 2049/13, 2 BvR 2445/14).

Nach § 463 Absatz 4 Satz 1 StPO ist im Rahmen der jährlichen Überprüfung der Unterbringung nach § 63 StGB „eine gutachterliche Stellungnahme der Maßregelvollzugseinrichtung einzuholen“. Diese muss Ausführungen dazu enthalten, welche Behandlungsmaßnahmen im Hinblick auf das Vollzugsziel durchgeführt wurden, wie der aktuelle Behandlungsverlauf ist und welche (weiteren) Behandlungs- und Therapiemöglichkeiten in Betracht gezogen werden sollten. Daraus ergibt sich nach Auffassung des Gesetzgebers zugleich die Befugnis, entsprechende Erkenntnisse auch zum Behandlungsverlauf zu offenbaren, soweit das Gericht sie im Hinblick auf seine Fortdauerentscheidung benötigt. „In der Regel reichen hier die Angaben, die im Behandlungs- und Eingliederungsplan dokumentiert werden, während Informationen aus der unmittelbaren Vertrauensbeziehung hierfür nicht erforderlich sind“ (vgl. Bundestagsdrucksache 18/7244, S. 36 f.).

Innerhalb der Einrichtung des Maßregelvollzugs einschließlich externer Therapeuten

Für die Schweigepflicht eines Behandlers gegenüber anderen Mitarbeitern der Klinik gibt es keine über das unter Abschnitt „Grundsatz: Aufklärung und Einwilligung“ Gesagte hinausgehenden rechtlichen Grundlagen. Aus behandlerischer Sicht folgt aus der modernen Krankenhauspsychiatrie als multiprofessioneller Teamarbeit eine selbstverständliche Kommunikation der Mitarbeiter untereinander, soweit es für die jeweilige Aufgabe erforderlich ist. Mit Blick auf die Letztverantwortung der Leitung der Klinik für Behandlung, Lockerungen und Entlassungsvorschläge kann eine Schweigepflicht gegenüber der Leitung jedenfalls nicht angenommen werden.

Soweit Externe zu welcher Behandlung auch immer herangezogen werden, sollte ihnen dieselbe Dokumentationspflicht auferlegt werden wie den Mitarbeitern der Klinik; es empfiehlt sich, dies vor Abschluss des Vertrages mit dem Externen klarzustellen, auch gegenüber dem Patienten.

Ambulante forensische Nachsorge und Führungsaufsicht

Neben den üblichen Aufgaben einer Ambulanz (Unterstützung im Alltag, Therapie zur psychischen Weiterentwicklung, Konfliktbewältigung etc.) geht es bei der ambulanten forensischen Nachsorge wesentlich um Risikobeurteilung und Risikomanagement. Paragraph 68a StGB enthält dazu die folgenden Regelungen, durch welche die Schweigepflicht ausdrücklich teilweise aufgehoben wird: Führungsaufsichtsstelle (eine Behörde beim Landgericht), Gericht, Bewährungshilfe und die Mitarbeiter der forensischen Ambulanz (Ärzte, Psychologen, Sozialarbeiter und -pädagogen, Pflegepersonal sowie deren Hilfspersonal) sind verpflichtet, einander fremde Geheimnisse, die ihnen anvertraut oder sonst bekannt geworden sind, zu offenbaren, soweit dies notwendig ist, um der verurteilten Person zu helfen, nicht wieder straffällig zu werden. Darüber hinaus müssen die Mitarbeiter der forensischen Ambulanz derartige Geheimnisse gegenüber der Aufsichtsstelle und dem Gericht offenbaren, soweit dies aus ihrer Sicht zur Überwachung einer Vorstellungs- oder Behandlungsweisung notwendig ist oder das Verhalten oder der Zustand der verurteilten Person einen Widerruf, eine Krisenintervention (gemeint ist § 67h StGB) oder die Anordnung der unbefristeten Führungsaufsicht erforderlich erscheinen lässt oder dies zur Abwehr einer erheblichen gegenwärtigen Gefahr für das Leben, die körperliche Unversehrtheit, die persönliche Freiheit oder die sexuelle Selbstbestimmung Dritter erforderlich ist. Die Offenbarungen dürfen nur zu den genannten Zwecken erfolgen, also nicht dazu, Ermittlungen in einem neuen Strafverfahren zu unterstützen [80]. Es gibt keine gesetzliche Regelung über den Informationsaustausch einer forensischen Klinik mit der Polizei, vielmehr muss die Polizei sich ihre

Informationen über die Staatsanwaltschaft beschaffen. Letztere hat allerdings dieselben Informationsrechte wie das Gericht.

Über all das sollte der Patient – spätestens zu Beginn der Führungsaufsicht – aufgeklärt werden.

Herausgabe der Akten an Gutachter

Nach § 463 Abs. 4 Satz 6 StPO ist externen Prognosegutachtern Einsicht in die Patientendaten des Krankenhauses zu gewähren. Entsprechende Regelungen finden sich in einigen Landesgesetzen für Gutachten nach Landesrecht.

Gegenüber Patient und seinem Anwalt

Patient und Anwalt – sofern der Patient dem zustimmt – haben das Recht, die Behandlungsakten einzusehen; die Krankenunterlagen sind die Grundlage für Entscheidungen über den weiteren Freiheitsentzug des Patienten. Im Gegensatz zu allgemeinpsychiatrischen Regelungen, rechtfertigen therapeutische Erwägungen keine Einschränkung des Einsichtsrechts im Maßregelvollzug. Das Einsichtsrecht wird nur beschränkt durch schützenswerte überwiegende Interessen Dritter, z.B. Opferdaten, oder wenn konkrete und substanziierte Hinweise auf eine Missbrauchsgefahr vorliegen (BVerfG, Beschluss vom 09.01.2006 – 2 BvR 443/02) oder der Einsichtnahme erhebliche therapeutische Gründe entgegenstehen, weil konkrete und substanziierte Anhaltspunkte Grund zu der Sorge geben, dass bei unbeschränkter Einsichtnahme in die Dokumentation eine erhebliche gesundheitliche Gefährdung des Patienten droht (vgl. § 630g BGB sowie Bundestagsdrucksache 17/10488).

Gesetzlich betreute Patienten

Besteht eine gesetzliche Betreuung, so ist damit nur dann ein Anrecht des Betreuers auf Auskunftserteilung bezüglich der medizinischen Behandlung des Betreuten verbunden, wenn die Bestellung den Aufgabenkreis der Gesundheitssorge einschließt.

Einstweilige Unterbringung gemäß § 126a StPO; Unterbringung zur Vorbereitung einer Begutachtung, § 81 StPO

Die einstweilige Unterbringung nach § 126a StPO sowie die zur Beobachtung nach § 81 StPO sollen die Prüfung der Voraussetzungen einer Unterbringung nach §§ 63 und 64 StGB ermöglichen. Sie stellen gesetzlich vorgesehene Ausnahmefälle dar, in denen eine Duldungspflicht zur Preisgabe von Geheimnissen aufgrund eines staatlichen Interesses an der Aufklärung eines Sachverhaltes festgelegt ist (BGH, Beschluss vom 06.12.2001 – 1 StR 468/01). Demzufolge sind während dieser Unterbringungen die behandelnden Ärzte,

Therapeuten und pflegerischen Mitarbeiter zur sachverständigen Stellungnahme gegenüber dem Gericht verpflichtet. Dies bezieht sich jedoch nur auf die während der Unterbringung gewonnenen Kenntnisse. Für Krankenunterlagen u.ä. anderer Art gelten die allgemeinen Regeln; sie dürfen nur verwendet werden, wenn der Betroffene zugestimmt hat.

Schweigepflichtentbindung

Auf die – in ihrer Reichweite teilweise unklaren und umstrittenen – gesetzlichen Regelungen und Gesetzesauslegungen kommt es nicht an, wenn der Patient seine Behandler von der Schweigepflicht entbindet. Die Behandelnden sind dann zu umfassender Auskunft befugt und gegenüber den Gerichten sogar verpflichtet.

Der Untergebrachte kann an einer Entbindung seiner Behandler und Betreuer von der Schweigepflicht interessiert sein, weil eine rigorose Handhabung der Schweigepflicht auch negative Konsequenzen für ihn haben könnte. Denn ohne einigermaßen verlässliche Informationen über den Stand der Behandlung lassen sich z.B. weder Lockerungen verantworten noch kann eine bedingte Entlassung sinnvoll vorbereitet werden. Auch für die verfassungsrechtlich gebotene Verhältnismäßigkeitsprüfung bezüglich künftig drohender Straftaten sind Informationen unerlässlich [131, 132].

Allerdings sollte der Kreis der Personen oder Stellen, denen gegenüber die Schweigepflichtentbindung gelten soll, genau festgelegt werden, um unverhältnismäßig weite Offenbarungen auszuschließen. Außerdem sollte vorher transparent mit dem Untergebrachten besprochen werden, welche Informationen im Falle der Schweigepflichtentbindung weitergegeben werden müssten, um die therapeutische Vertrauensbeziehung nicht durch die Offenbarung von dem Patienten nicht bedachter Inhalte zu belasten.

8 Forensisch relevante Störungsbilder

Spezifische Störungsbilder der forensischen Psychiatrie gibt es nicht. Psychische Störungen erlangen aber eine besondere Bedeutung in einem forensisch psychiatrischen Kontext. Die einzelnen Kategorien psychischer Störungen werden in Bezug auf Prävalenz und Ätiopathogenese sowie in Bezug auf ihre forensisch relevanten Besonderheiten insbesondere Delinquenz und Behandlung und im Folgenden kurz skizziert.

8.1 Schizophrenie (ICD-10: F2)

Die *Prävalenz* schizophrener Psychosen liegt bei 0,5–1%, wovon nur jeder Zweihundertste in Deutschland in einem psychiatrischen Krankenhaus gemäß § 63 StGB untergebracht ist.

Ätiopathogenetisch wird von einer multifaktoriellen Entstehung ausgegangen, wobei eine genetisch bedingte Vulnerabilität sowie prä-, peri- und postnatale Schädigungen im Zentrum stehen. Motivationale und neurokognitive Defizite wie Schwächen in der selektiven Aufmerksamkeit bzw. Filterfunktionen für irrelevante Informationen sowie ein signifikant reduzierter Hirnstoffwechsel insbesondere im Frontalhirnbereich können für gewalttätiges Verhalten im Rahmen einer produktiv-psychotischen Episode als mitursächlich gelten [44, 66].

An Schizophrenie erkrankte Menschen haben im Vergleich zur Allgemeinbevölkerung ein 4- bis 5-fach erhöhtes Risiko, wegen Gewalttaten verurteilt zu werden oder sich anderweitig aggressiv zu verhalten [68, 93]. Die Assoziation zwischen Schizophrenie und Gewaltdelinquenz ist durch vielfältige Studien abgesichert [42]. Aggressionen treten in 28% der Fälle bereits vor der Erstmanifestation einer Psychose auf [156]. Die Unterbringung im Maßregelvollzug beginnt im Durchschnitt zehn Jahre nach Erstkontakt mit dem psychiatrischen Versorgungssystem. Im Durchschnitt gehen der forensischen Unterbringung ca. zehn Voraufenthalte in der Allgemeinpsychiatrie voraus [86]. Risikofaktoren sind junges Alter, männliches Geschlecht, Zwangsunterbringung bei Erstmanifestation, Mehrfachaufnahmen, selbstschädigendes sowie fremdaggressives Verhalten und Substanzkonsum in der Anamnese [24, 86]. Die Komorbidität aus Schizophrenie und Substanzkonsum erhöht das Gewaltrisiko nochmals um mehr als das Doppelte [138]. Sie steigt weiter bei Komorbidität mit antisozialer Persönlichkeitsstörung [68, 93].

Auf der deskriptiven Ebene konnten drei Typen gewalttätiger Menschen mit Schizophrenie identifiziert werden, wenngleich Befunde zur Ätiologie fehlen [68]:

1. Individuen mit einer im Kindesalter beginnenden Störung des Sozialverhaltens, die sowohl vor als auch nach Ausbruch der Schizophrenie antisoziales und aggressives Verhalten zeigen,
2. Individuen ohne Vorgeschichte von Verhaltensproblemen, die mit Ausbruch der Erkrankung aggressives Verhalten zeigen,
3. Individuen, die nach vieljährigem Krankheitsverlauf schwere Gewalthandlungen begehen.

Rechtsbrecher mit einer Schizophrenie zeigen ein breites Delinquenzspektrum und überzufällig häufig Gewalttaten. Nur 12% der Gewaltopfer Schizophrener sind reine Zufallsopfer. Insbesondere für nahe Angehörige besteht ein erhöhtes Risiko, Opfer schwerster Gewalttaten zu werden. Eine andere gefährdete Gruppe sind Personen des Helfernetzes (z.B. Betreuer, Pflegepersonal, Ärzte).

Der multimodale Behandlungsansatz besteht aus einer Kombination von antipsychotischer Pharmakotherapie, Psycho-, Arbeits- und Soziotherapie sowie Reduzierung der kriminogenen Risikofaktoren [67]. Die lange Unterbringungsdauer ermöglicht eine intensive Behandlung bei weitgehender Personalkonstanz und einheitlichem Setting. Bei unzureichender medikamentöser Behandlung steigt allerdings das Risiko eines langen Freiheitsentzugs und der Hospitalisierung. Grundlage ist die individualisierte leitliniengerechte antipsychotische Behandlung. Beste Wirksamkeit auf Aggressionsreduktion ist belegt für Clozapin [17, 83, 149], das wegen der Nebenwirkungen aber nicht Mittel der ersten Wahl sein kann und nicht in Depotform vorliegt. Depotpräparate und Spiegelkontrollen sind besonders wichtig. Zur Stärkung der Adhärenz muss auf die individuell als belastend empfundenen Nebenwirkungen der Pharmakotherapie Rücksicht genommen werden.

Auch bei Patienten mit Schizophrenie folgen die Therapieinhalte den RNR-Prinzipien. Antisozialität, Substanzkonsum und Intelligenzminderung müssen als Risikofaktoren besonders therapeutisch adressiert werden. Im Maßregelvollzug sind folgende evidenzbasierte psychotherapeutische Verfahren etabliert: metakognitives Training, kognitive Verhaltenstherapie nach Lincoln, kognitive Remediation, Adhärenztherapie (vgl. hierzu auch Abschnitt „Störungen durch psychotrope Substanzen (ICD-10: F1)“). Diese sind individuell auf den einzelnen Patienten anzuwenden.

Für die bedingte Entlassung sind Medikation, Angehörigenarbeit und ein sozialer Empfangsraum mit Wohnung und Tagesstruktur sowie ein hilfegebendes Umfeld erforderlich. Dies ist gemeinsam mit dem Patienten frühzeitig in Zusammenarbeit mit Bewährungshilfe, Führungsaufsichtsstelle, forensischer Institutsambulanz und anderen sozialpsychiatrischen Einrichtungen zu gestalten. Dasselbe gilt für mögliche stationäre Kriseninterventionen.

8.2 Bipolar affektive Störungen (ICD-10: F3)

Die *Prävalenz* der bipolar affektiven Störungen liegt unabhängig vom Geschlecht bei ca. 1%, wobei affektive Störungen eine quantitativ untergeordnete Rolle bei der Begehung von Straftaten und der Unterbringung im Maßregelvollzug spielen. Bipolar affektive Psychosen verlaufen phasenhaft und sind in der Regel gut behandelbar, sodass die Unterbringung im Maßregelvollzug nur bei schweren Verlaufsformen indiziert ist (z.B. bei schlechter Behandelbarkeit, Incompliance, chronisch gereizt/enthemmt manischen Zuständen).

Ätiopathogenetisch wird eine multifaktorielle Genese angenommen, bei der sowohl genetische als auch biologische Faktoren interagieren und je nach individueller Disposition zur Ausprägung von Krankheitssymptomen führen.

Die Art der Delinquenz hängt sowohl von der Stimmungsphase als auch vom Geschlecht ab. Relevante Delikte in der depressiven Phase sind bspw. Kindstötungen oder erweiterte Suizide sowie Brandstiftungen, in der manischen Phase Eigentumsdelikte, gefährliches Verhalten im Straßenverkehr, Körperverletzungen und sexuelle Grenzverletzungen.

Menschen mit einer bipolar affektiven Störung zeigen eine höhere Aggressionsbereitschaft und im Vergleich zur Allgemeinbevölkerung ein 2,8- bis 5-fach erhöhtes Gewaltrisiko [6, 48, 93, 101, 151].

Prädiktiv und unabhängig voneinander lassen sich zur Vorhersage von Delinquenz folgende Risikofaktoren identifizieren [151]:

1. Notwendigkeit einer stationären Aufnahme bei den ersten beiden Krankheitsepisoden,
2. Suizidversuche in der Anamnese,
3. diagnostizierte Drogen- und/oder Alkoholabhängigkeit,
4. kriminelles Verhalten vor Diagnosestellung.

Therapeutisch liegt die Strategie in einer multimodalen, leitliniengerechten Behandlung, deren Fokus die leitliniengerechte Psychopharmakotherapie darstellt. Stimmungsstabilisatoren und, wenn eine depressive Phase führend ist, Antidepressiva sind Mittel der Wahl. Insbesondere bei der Reduzierung von aggressivem Verhalten sind die Atypika Risperidon und Quetiapin hocheffizient und in der Reduzierung manischer Symptome wirksam, wobei Quetiapin dem Risperidon in der Wirksamkeit gegen eine depressive Symptomatik überlegen ist [95]. Psychotherapeutisch sind die interpersonelle und die kognitive Verhaltenstherapie wirksam und werden mit psychoedukativen Maßnahmen kombiniert. Zur Vermeidung von Delinquenz ist auch hier die Reduzierung der spezifischen Erkrankungsrückfälligkeit wichtig: geregelte Lebensführung, Sensibilisierung für Frühwarnzeichen, Alkohol- und Drogenabstinenz, Medikamentencompliance, kein Schichtdienst. Insbesondere muss die Behandlung einer komorbiden Abhängigkeitserkrankung ebenso erfolgen wie die einer komorbiden Persönlichkeitsstörung.

8.3 Organische, einschließlich symptomatischer psychischer Störungen (ICD-10: F0)

Die *Prävalenz* behandlungsbedürftiger hirnorganischer Störungen beträgt in Deutschland etwa 2,7% [146, S. 272]. Die größte Gruppe umfasst die verschiedenen Formen von Demenzen (in Deutschland ca. 1,5 Mio. Betroffene). Des Weiteren zählen hierzu akute hirnorganische Störungsbilder (z.B. Delir nach Alkohol-/Drogenkonsum oder nach medikamentöser Überdosierung, Vergiftungen) und chronische hirnorganische Störungsbilder; hierunter versteht man dauerhafte Verhaltensauffälligkeiten (organische Persönlichkeitsstörung oder Wesensänderung z.B. bei einer Epilepsie oder nach einer schwerwiegenden Schädelverletzung).

Die *Ätiologie* dieser psychischen Störungen umfasst nachweisbare zerebrale Krankheiten, Hirnverletzungen oder andere Schädigungen, die zu einer Hirnfunktionsstörung führen. Die Hirnleistungsstörungen können mit Aufmerksamkeits-, Gedächtnis- und Konzentrationsstörungen, gesteigerter Impulsivität, Reizoffenheit und Reizbarkeit sowie verminderter Affektkontrolle verbunden sein.

Organische psychische Störungen können mit einem erhöhten Delinquenzrisiko einhergehen, insbesondere mit Gewalt- und Sexualdelikten. Während Anfallskranke ein deutlich geringeres Risiko haben, wurde für die Patientengruppe mit erworbenen Hirnschädigungen ein erhöhtes Risiko für Straftaten berichtet [42]. Diese Patienten weisen häufig zusätzliche Risikofaktoren auf (z.B. Alkohol- und Drogenkonsum, bestimmte primärpersönliche Auffälligkeiten [54]), sodass nicht die hirnorganische Schädigung allein für die Straffälligkeit verantwortlich zu machen ist [84]. Im Maßregelvollzug nach § 63 StGB liegt der Anteil dieser Patientengruppe unter 10% [20]; deren Delinquenz umfasst zwar vorwiegend Straftaten gegen Leib und Leben, die sexuelle Selbstbestimmung, Brandstiftungen, aber auch Eigentumsdelikte ohne Gewalt.

Die *Behandlung* richtet sich nach der Ursache der Hirnschädigung und erfolgt meistens symptomatisch. So können bei Impulsivität Neuroleptika oder Betablocker (z.B. Propranolol) sinnvoll sein. Wenn kognitive Defizite im Vordergrund stehen, empfiehlt sich ein therapeutisches Konzept wie bei Intelligenzgeminderten [133]. Die Ausprägung der Störung ist auch von der Primärpersönlichkeit, Komorbidität (z.B. Suchtproblematik), der Reaktion auf die Krankheit mit den jeweiligen Kompensationsmöglichkeiten sowie der Umgebungssituation beeinflusst. Demzufolge ist auf eine Stärkung allgemeiner sozialer Fertigkeiten Wert zu legen und ein entsprechender, den individuellen Kapazitäten des Patienten angepasster sozialer Empfangsraum zu gestalten. Der Großteil dieser Patienten wird folglich in eng strukturierte komplementäre Einrichtungen entlassen.

8.4 Intelligenzminderung (ICD-10: F7)

Die *Prävalenz* von Menschen mit Intelligenzminderung beträgt in etwa 1%.

Die *Ätiologie* der Intelligenzminderung ist vielgestaltig. Chronologisch sind prä-, peri- und postnatale Störungen zu unterscheiden. Bei gut 70% der Betroffenen ist eine Ursache medizinisch fassbar (pränatal z.B. Genmutationen, Chromosomenanomalien, exogene Schädigungen; perinatal z.B. Geburtstraumata oder Infektionen des Neugeboren; postnatal z.B. Schädel-Hirn-Verletzungen, eine ausgeprägte Mangelernährung oder Hirn[haut]entzündungen). Außerdem weisen Menschen mit Intelligenzminderung häufig eine Komorbidität mit anderen psychiatrischen und internistischen Krankheiten auf.

Ein erhöhtes Risiko für Straffälligkeit besteht für eher kleinkriminelle Handlungen wie Diebstahl, Einbruch, Sachbeschädigung oder leichte Körperverletzung, die in der Regel nicht zu einer Unterbringung führen. Im Maßregelvollzug nach § 63 StGB beträgt der Anteil dieser Patientengruppe zwischen 5 und 10% [20, 72, 90]; deren Delinquenz umfasst vorwiegend Sexualstraftaten, vornehmlich gegenüber Kindern, Brandstiftungen und Körperverletzungen [72, 133].

Multimodale *Behandlungsmaßnahmen*, einschließlich heilpädagogischer Ansätze, sind angezeigt. Ein gut strukturierter Tagesablauf wirkt deliktpräventiv. Es empfiehlt sich ein auf das Schutzbedürfnis dieser Patientengruppe abgestimmtes Behandlungsmilieu [134]. Die Behandlungsprogramme müssen sich am tatsächlichen, also unterdurchschnittlichen kognitiven Leistungsniveau der Patienten orientieren. Dies bedeutet vor allem, dass sozio- und milieutherapeutische Angebote auf die konkrete praktische Bewältigung von Alltagssituationen abzielen und die Ressourcen der Patienten berücksichtigen und damit die Vorgaben der UN-Behindertenrechtskonvention weitgehend erfüllen. Aufgrund der besonders geringen Flexibilität und Umstellungsfähigkeit ist auf eine Beziehungskonstanz im therapeutischen Team zu achten. Die einzelnen therapeutischen Schritte sollen behutsam und anschaulich erklärt, mehrfach wiederholt und insgesamt vereinfacht werden [122]. Ziel ist die Verbesserung sozialer und alltagskompetenter Fähigkeiten. Medikamentöse Behandlung (Antipsychotika, Stimmungsstabilisierer etc.) kann sinnvoll sein. Angehörige sollten, sofern möglich, engmaschig in die Behandlung einbezogen werden. Hohe Relevanz kommt der Nachsorge zu; nahezu sämtliche Patienten werden in geeignete komplementäre Einrichtungen entlassen [123], die im Vorfeld intensiv in das individuelle Risikomanagement einbezogen werden sollten. Durch eine gute Integration der Patienten in betreute Wohnheime und beschützende, angepasste Werkstätten kann die Legalprognose bedeutend verbessert werden.

Das Konstrukt der Intelligenzminderung ist in der Diskussion. So spricht das DSM-5 von einer Entwicklungsstörung („intellectual development disorder"; [5]), bei der unterschiedliche Einschränkungen einzelner Bereiche des Konstruktes Intelligenz beobachtet werden, insbesondere der Wahrnehmung, des abstrahierenden und theoretischen Denkens, der Introspektionsfähigkeit, der Sprache, der Problemlösefähigkeit, der Gedächtnisleistung, der Übersichtsfähigkeit sowie der motorischen, sozialen und emotionalen Fertigkeiten.

8.5 Paraphile Störungen (ICD-10: F65)

Die *Prävalenz* einzelner paraphiler Interessen in nichtklinischen Stichproben bewegt sich in Bereichen von unter 1 bis zu 7%. In einer repräsentativen internetbasierten Untersuchung an deutschen Männern gaben 4,1% auf Kinder bezogene sexuelle Fantasien, aber nur 0,1% eine sexuelle Präferenz für Kinder an [30]. In klinischen oder forensischen Stichproben variieren die Prävalenzzahlen stark in Abhängigkeit von den untersuchten Gruppen. In einer repräsentativen Stichprobe von inhaftierten Sexualstraftätern aus Österreich [35] lag die Prävalenz für die Pädophilie bei 40% (17% ausschließlicher Typus), für den sexuellen Sadismus bei 6% und den Exhibitionismus bei 5%. Die Mehrzahl der Sexualstraftaten wird von schuldfähigen Tätern begangen. Nur 13–34% der im Maßregelvollzug untergebrachten Patienten wurden wegen Sexualdelinquenz untergebracht. Nur ein Teil dieser Patienten hat die Diagnose einer Paraphilie.

Die *Ätiologie* paraphiler Störungen erklärt sich am ehesten multifaktoriell aus einer Interaktion von Umwelterfahrungen und biologischen Anlagen in der Vorgeschichte mit akuten Auslösern und situativen Faktoren. Bei Sexualstraftätern spielen Auffälligkeiten im Bindungsstil eine Rolle. Art und Ausmaß früher eigener Gewalterfahrungen, vor allem selbst erlebter sexueller Missbrauch (besonders bei Kindesmissbrauchern), unterscheiden sie von anderen Straftätergruppen [137]. Einzelne Hormone, Neurotransmitter oder hirnstrukturelle oder hirnfunktionelle Veränderungen dürften für bestimmte paraphile Neigungen allein nicht determinierend sein. Dennoch spielen Testosteron sowie Serotonin und Dopamin eine zentrale Rolle in der Regulation sexueller Ansprechbarkeit, sexuellen Erlebens und Verhaltens. Mit empirischen Verfahren wurden bei pädophilen Straftätern psychophysiologische Auffälligkeiten gefunden, neurobiologische Veränderungen sind im Frontal- und Temporalhirn, in der Amygdala sowie in Bezug auf die Verarbeitung devianter Stimuli nachweisbar [100, 107]. Bisher konnten jedoch noch keine Verfahren entwickelt werden, die zur Einzelfallbeurteilung geeignet sind. Auslöser für Phasen paraphiler Aktivitäten sind häufig aktuelle Lebens- und Selbstwertkrisen z.B. im Zusammenhang mit dem Verlust von Arbeit oder Partnerschaftsproblemen.

Die Behandlung zielt nicht primär auf die Veränderung der paraphilen Ansprechbarkeit, sondern auf die Reduktion der Rückfälligkeit [60, 91, 92, 130]. Die Therapie soll umso wirksamer sein, je stärker sie das Risiko, die kriminogenen Faktoren (z.B. Antisozialität, sexuelle Devianz, Hypersexualität, feindselig-sexuelle Überzeugungen gegenüber Frauen, emotionale Kongruenz mit Kindern, Substanzkonsum) und die Ansprechbarkeit (z.B. spezifische Therapieprogramme für Sexualstraftäter mit Intelligenzminderung) berücksichtigt [14, 60]. Legt man den bisherigen methodischen Goldstandard (randomisierte klinische Kontrollgruppenstudien) an die Bewertung der publizierten Studien an, sind die positiven Effekte schwer eindeutig belegbar [25, 87]. Neben der Psychotherapie kommen für eine spezifische *Pharmakotherapie* in der zulassungsüberschreitenden Anwendung vor allem SSRI sowie die für diesen Bereich zugelassenen testosteronsenkenden Medikamente (Cyproteronacetet und Triptorelin) infrage [13, 143, 148]. Die Therapie mit einem SSRI kann bei weniger gefährlicher paraphiler Störung (allenfalls sog. Hands-off-Delikte, Fetischismus, Exhibitionismus) angedacht werden. Bei eher mittlerem bis hohem Risiko für sog. Hands-on-Delikte und/oder eher risikoreicheren Störungsbildern (Pädophilie, sexueller Sadismus) mit Fremdgefährdung, kommen testosteronsenkende Medikamente infrage [7].

8.6 Persönlichkeitsstörungen (ICD-10: F60, 61)

Die Prävalenzraten für Persönlichkeitsstörungen sind in forensisch-psychiatrischen Stichproben gegenüber der Allgemeinbevölkerung deutlich erhöht. Epidemiologische Studien in Großbritannien [21] und den USA [53] ergaben in der Allgemeinbevölkerung Prävalenzraten von 4,4% [21] bzw. 14,8% [53] für DSM-IV-Persönlichkeitsstörungen. Demgegenüber kamen Fazel und Danesh [41] in Gefängnispopulationen bei der Auswertung von 62 Studien (*n* = 22.790) zu einer Prävalenzrate von 47% für das Vorliegen einer Persönlichkeitsstörung. Es ist davon auszugehen, dass derzeit im bundesdeutschen Maßregelvollzug ca. ein Zehntel der Patienten wegen einer Persönlichkeitsstörung eingewiesen wurde, und bei ca. einem Viertel eine Persönlichkeitsstörung als komorbide Störung vorliegt [20].

Hinsichtlich der *Ätiologie* wird eine multifaktorielle Genese angenommen. Im forensischen Kontext weist die Studienlage auf einen Zusammenhang mit traumatischen Kindheitserfahrungen (Missbrauch, Gewalt, Vernachlässigung) hin. Hinweise auf biologische Grundlagen finden sich für antisoziale Persönlichkeitsstörungen und Borderline-Persönlichkeitsstörungen in Form einer Störung des frontolimbischen Regelkreises. Bei impulsiven persönlichkeitsgestörten Patienten mit auto- oder fremdaggressiven Verhaltensweisen konnte in mehreren klinischen Studien eine verminderte serotonerge Aktivität gefunden werden. Darüber hinaus gibt es Hinweise auf eine Störung der Hypothalamus-Hypophysen-Nebennieren-Achse [45].

Psychotherapeutische Behandlung zielt auf die Reduzierung psychopathologischer Symptome, die Wiederherstellung psychischer Gesundheit und die Verminderung eines subjektiven Leidenszustandes; bei der forensischen Psychotherapie kommen das gesetzlich festgelegte Ziel der Minimierung der dysfunktionalen kriminogenen Denk- und Verhaltensmuster sowie die Stärkung der Resilienzfaktoren hinzu. In der Straftäterbehandlung empirisch gut belegte Ansätze wie R&R-Training [23, 145] und Relapse-prevention-Programme eignen sich auch für die entsprechende Klientel des psychiatrischen Maßregelvollzugs. Empirisch für die Behandlung von Persönlichkeitsstörungen gut belegte Methoden wie DBT, TFP, MBT und Schematherapie werden aktuell auf die Behandlung straffällig Gewordener adaptiert ([127]; Übersichten in Dulz et al. [32]).

Eine spezifische *Pharmakotherapie* gibt es nicht. Syndromatisch und symptomorientiert können verschiedene Substanzen unterstützend wirken [29, 124].

8.7 Störungen durch psychotrope Substanzen (ICD-10: F1)

Die *Prävalenz* differiert zwischen verschiedenen Ländern und Kulturen, aber auch in Bezug auf die jeweiligen Substanzen erheblich. Als alkoholabhängig gelten in Deutschland 3,4% der Bevölkerung (4,8% männlich, 2,0% weiblich [117]). Deutschland gehört mit geschätzten 4,1 problematischen Drogenkonsumenten pro 1.000 Einwohner im Alter von 15 bis 64 Jahren weltweit zu den Ländern mit niedrigerer Prävalenz [5, S. 29]. Forensisch von besonderer Relevanz ist, dass sich gerade im Alter zwischen 18 und 24 Jahren relativ hohe Prävalenzraten für den Konsum nahezu aller Substanzen finden [89, S. 670], in einem Alter also, das auch im Rahmen von Gewaltdelinquenz relevant ist.

Ätiopathogenetisch wird heute angenommen, dass Substanzkonsumstörungen als Ausdruck einer funktionellen Veränderung neuronaler Netzwerke aufzufassen seien (z.B. [98, S. 15 f.]), die sich auf dem Boden einer multifaktoriell zu erklärenden Vulnerabilität entwickelt. Genetische Aspekte [147] spielen für die Ausprägung einer solchermaßen erhöhten Vulnerabilität ebenso eine Rolle wie etwa Fragen früher Bindungsstörungen und Milieueinflüsse [16].

Die *Beziehung zwischen Substanz, psychiatrischer Komorbidität und Kriminalität* stellt sich im Einzelfall sehr unterschiedlich dar. Alkohol- und Drogenmissbrauch sind bei allen psychischen Störungen wesentliche Risikofaktoren für Gewalt. Bei Männern erhöht sich das Gewaltrisiko um den Faktor 9 bis 15 und bei Frauen um den Faktor 15 bis 55.

Ein deterministischer *Zusammenhang zwischen Substanz und Deliktart* besteht nicht. Allerdings lassen sich für bestimmte Substanzgruppen mehr oder weniger typische Deliktformen angeben. So finden sich bei Alkoholbeteiligung neben Verkehrsdelikten, Widerstand gegen Vollstreckungsbeamte, Beleidigung und Bedrohung auch Gewaltdelikte gegen Polizisten, Passanten, Trinkkumpanen oder gegenüber Partnerinnen und anderen Familienangehörigen. Auch Missbrauch von Kindern insbesondere von Kindern im sozialen Nahbereich kann mit Alkoholkonsum zusammenhängen. Schon aufgrund der Beschaffungsumstände ist der Konsum illegaler Drogen nicht selten mit Betäubungsmittel(BtM)-Delikten, manchmal auch mit Bandenkriminalität verknüpft. Darüber hinaus werden kriminelle Handlungen, insbesondere Raubdelikte und Diebstähle, evtl. Betrüge begangen, um sich die Drogen bzw. das Geld für den Drogenerwerb zu beschaffen (Beschaffungskriminalität). Mit Gewaltdelikten (inklusive Sexualdelikten) sind Stimulanzien wie Kokain und Amphetamine stärker als etwa Cannabis oder Heroin assoziiert.

Die *Therapie* kann man in die Stadien Motivation, Entgiftung, Entwöhnung und Rehabilitation gliedern, wobei auch dort externe soziale Faktoren wie

Arbeit und Beziehung eine zentrale Rolle spielen [94]. Empirisch gesichert und in den Leitlinien der Arbeitsgemeinschaft der Wissenschaftlichen Medizinischen Fachgesellschaften (AWMF) formuliert ist [64], dass gut organisierte therapeutische Gemeinschaften mit hoher Alltagsverantwortung der Patienten, sinngebender Arbeit, aktiver Freizeitgestaltung mit Sport- und Kulturangeboten, bevorzugt in Gruppen, sowie Gruppenpsychotherapien mit dem Anspruch der Deliktbearbeitung dem State of the Art entsprechen und von allen Entziehungsanstalten vorzuhalten sind. Inwieweit eine Substitutionsbehandlung oder eine psychopharmakologische Behandlung infrage kommt, muss entsprechend einer individuellen Indikationsstellung geklärt werden [1, 73]. Die Studienlage weist darauf hin, dass die Substitution Opioidabhängiger mit Subutex und Naloxon derjenigen mit Methadon deutlich überlegen ist, wenn es um Rückfallprävention von Konsum und Delinquenz geht [118].

Das transtheoretische Modell der Veränderung [119] beschreibt als Stufenmodell die Vorhersage und Beeinflussung von Verhaltensänderungen. Als Behandlungsansatz dient auf der Basis des RNR-Prinzips [3] und des GLM [150] beispielsweise das Konzept des „motivational interviewing" (MI; [79]). Der Einsatz bei straffällig Gewordenen ist gut erprobt und kann in Verbindung mit anderen Interventionen genutzt werden, um die Motivation zur Abstinenz und zu straffreien Leben zu erhöhen [52, 129]. Brown et al. [18] konnten zeigen, dass psychiatrische Patienten mit einer Cannabinoidabhängigkeit nach MI-Intervention signifikant länger abstinent blieben als die Kontrollgruppe. Vor allem für die mit Borderline-Störungen komorbiden Patienten ist der DBT-Ansatz hilfreich. Dieser ist konsistent mit erfolgreichen Behandlungsprinzipien aus der Straftäterforschung und orientiert sich an den aus Metaanalysen abgeleiteten Hauptprinzipien, die eine angemessene Behandlung ausmachen [33, 40, 116]. In der Suchtforensik in ihrer Wirksamkeit bestätigt ist ferner die übertragungsfokussierte Psychotherapie („transference focused psychotherapy" [TFP]; [46]). Fürdie Behandlung Psychose-Kranker mit Suchtproblematik haben sich spezielle Doppeldiagnoseprogramme durchgesetzt. Mittlerweile wurde diese Therapieform für impulsive und antisoziale Patienten im Maßregelvollzug adjustiert [74]. Die Einnahme einer psychodynamischen Perspektive kann nicht nur das Verstehen lebensgeschichtlicher Zusammenhänge, sondern auch einen Zugang zu den vielfältig anzutreffenden intrapsychischen Widerständen erleichtern [22, 71].

Somatische Begleiterkrankungen bestehen überwiegend aus Folgeschäden des Alkohols und inadäquater Applikation illegaler Drogen. Die Untergebrachten haben ebenso Anspruch auf medizinische Versorgung dieser Begleiterkrankungen wie Patienten außerhalb des Maßregelvollzugs. Dies gilt auch für kostenintensive Behandlungen mit neuen Medikamenten zur Therapie von HIV („human immunodeficiency virus")- oder Hepatitis-C-Infektionen.

8.8 Das „Psychopathy"-Konzept

Das von Robert Hare entwickelte und in der *„Psychopathy Check List revised version* (PCL-R)" operationalisierte „concept of psychopathy" basiert inhaltlich auf der Arbeit von Harvey Cleckley und methodisch auf empirischen Untersuchungen in Haftanstalten und psychiatrischen Kliniken für Rechtsbrecher. „Psychopathy" bezeichnet keine Diagnose, sondern ein klinisches Konzept, das sich vom deutschen Psychopathie-Begriff unterscheidet und große Bedeutung bei der Beurteilung der Legalprognose gewonnen hat. Die PCL-R erfasst auf 20 Items operationalisiert und semistrukturiert die Merkmale der Psychopathy. Bei einem Maximalwert von 40 gilt ab 30 Punkten in den USA, in Europa ab 27 Punkten „Psychopathy" als erfüllt [61, 65]. Die Einführung der PCL-R hat die empirische Forschung zu kriminellen Persönlichkeiten und zur Prognose wesentlich befördert, da sie für die zuverlässige und quantitative Beschreibung einer Persönlichkeit wichtige und praxisrelevante Informationen liefert. Die PCL-R hat sich auch als Prognoseinstrument bewährt und Eingang in weitere Instrumente zur Einschätzung von Kriminalitätsrisiken gefunden (vgl. Abschnitt „Risikobeurteilung").

Hohe PCL-R-Werte sind ein Indikator für ein erhöhtes Kriminalitätsrisiko und problematisches Verhalten während der Behandlung. In Maßregelvollzugseinrichtungen und Haftanstalten kann ein hoher Wert auf ein erhöhtes Risiko von Zwischenfällen in der Einrichtung hinweisen und ein Warnsignal dafür darstellen, als Behandler oder Beurteiler Opfer von Manipulation, Täuschung oder Erpressung werden zu können. Deren Behandlung ist mit besonderen Herausforderungen verbunden. Therapeuten bedürfen enger Supervision.

Die *Prävalenz* von Psychopathy beträgt in der US-Allgemeinbevölkerung 1–3%, in Haftanstalten steigt der Anteil auf bis zu 25% [106]. Die Ätiologie ist multifaktoriell, wobei konstitutionelle und Umweltfaktoren zusammenwirken. Physiologisch messbar sind Veränderungen der Emotionsverarbeitung, insbesondere eine verminderte Reagibilität auf Angst- und Schmerzreize. Hirnfunktionelle und hirnstrukturelle Veränderungen in emotionsverarbeitenden Arealen sind nachgewiesen (Übersicht bei Müller [106]).

Bei der Behandlung von Menschen mit Psychopathy haben sich die früheren Annahmen, dass eine Therapie diese eher gefährlicher mache, nicht replizieren lassen (Barbaree, zit. n. Müller [102]; Müller [106]). Ungeachtet dessen ist die Behandlung bei Probanden mit Psychopathy problematisch und nur über langfristige Konzepte Erfolg versprechend. Insbesondere auch unter stärkerer Berücksichtigung empirischer auch neurobiologischer Untersuchungen finden multimodale Behandlungsverfahren und strukturierte belohnungsorientierte Interventionen Anwendung, die nicht auf die Veränderung von Empathiefähigkeit und emotionales Ansprechen abzielen, sondern eher auf die Reduzierung von Impulsivität, Verbesserung der Verhaltenskontrolle und die Förderung eines prosozialen Lebensstils.

9 Besonderheiten der Unterbringung nach § 64 StGB

Die rechtliche Besonderheit des § 64 StGB liegt neben der zeitlichen Befristung darin, dass zusätzlich zu einem Hang zu Rauschmittelkonsum und Gefährlichkeit auch die Aussicht auf eine erfolgreiche Behandlung eine Voraussetzung für die Anordnung wie für die Fortdauer der Unterbringung darstellt. Bundesweit wird etwa die Hälfte der Behandlungen wegen Aussichtslosigkeit erledigt. Zwischen 1999 und 2014 stiegen die Einweisungen in die Entziehungsanstalt um das Dreifache an, auf der anderen Seite blieben die Erledigungen solcher Behandlungen wegen Aussichtslosigkeit bundesweit prozentual konstant bei über 50%, stiegen somit in Absolutzahlen ebenfalls um das Dreifache. Aus der Kriminalstatistik ist bekannt, dass diese „Abbrecher" eine besondere Risikopopulation darstellen, die wesentlich dafür verantwortlich ist, dass die Deliktrückfallraten im Hellfeldbereich nach der Behandlung nach § 64 StGB deutlich höher sind als nach Absolvierung einer Strafe in einer Justizvollzugsanstalt [77, 78]. 2007 verschärfte der Gesetzgeber einerseits die inhaltlichen Vorgaben der Einweisung in die Entziehungsanstalt und setzte als Regel die Behandlung ans Ende des Vollzuges, was den Kliniken sinnvolle Rehabilitationen in die ambulante Lebens- und Arbeitswelt ermöglicht, andererseits aber auch viele Patienten mit zum Teil langjähriger Hafterfahrung in die Behandlung führt („Knastkultur"). Die zahlreichen Abbrecher belasten die Stationsmilieus, erhöhen das Risiko gravierender Zwischenfälle und erfordern besondere räumliche und personelle Sicherheitsvorkehrungen.

Nach der aktuellen Studienlage [51, 120, 135] erscheint es auffallend schwer, aussagekräftige Prädiktoren für den Behandlungserfolg ausfindig zu machen, die in der Person des Patienten begründet liegen. Daraus können zwei Konsequenzen abgeleitet werden. Entweder ist der Verlauf einer Unterbringung tatsächlich nur zu einem ganz geringen Teil zum Zeitpunkt der Hauptverhandlung vorhersagbar oder es gibt Prädiktoren, die nicht in erster Linie in der Persönlichkeit, Sozialisation oder Lebensgeschichte des Patienten begründet liegen, die den Verlauf einer forensischen Entzugsbehandlung aber maßgeblich mitbestimmen und bisher nicht untersucht wurden.

10 Besondere Patientengruppen

10.1 Patienten mit Migrationshintergrund

Das statistische Bundesamt definiert Personen als Personen mit Migrationshintergrund, die selbst und/oder deren Vorfahren aus einem anderen Staat eingewandert sind. Etwa jeder fünfte Einwohner hat nach dieser Definition einen Migrationshintergrund. Unter den Patienten im deutschen Maßregelvollzug ist dieser Personenkreis stärker vertreten (bis zu 30% aller Patienten) als in der Allgemeinbevölkerung. Verantwortlich dafür sind in erster Linie die unterschiedlichen Alterspyramiden der Einheimischen verglichen mit den Menschen mit Migrationshintergrund, bei denen es deutlich mehr Personen im „deliktanfälligen Alter" (18–30 Jahre) gibt. Eine weitere Ursache liegt im Versorgungsdefizit psychisch kranker Migranten [43].

Forensische Kliniken müssen den spezifischen Bedürfnissen auch dieser Gruppen Rechnung tragen. Das Zusammenleben auf engem Raum auf längere Zeit erfordert den therapeutischen Umgang mit aufeinander prallenden Vorurteilen, die sowohl von Einheimischen als auch von Migranten gepflegt werden. Es bedarf einer besonderen Anstrengung, im Alltag Gemeinsamkeit und Gruppenkultur zu fördern. Eine Herausforderung stellt die Förderung der Sprachkompetenz dar, sowohl durch spezielle Unterrichtsangebote als auch durch Dolmetscherdienste. Unterschiedliche kulturelle und religiöse Verankerungen können die Gefahr einer therapiefeindlichen Gruppenbildung verstärken. Hinzu kommen kulturell unterschiedliche Konzepte von Krankheit, Delinquenz, Behandlung sowie der Akzeptanz zur verbalen Durcharbeitung von Konflikten [70, 128].

Aufenthaltsrechtliche Fragestellungen sind im Maßregelvollzug bedeutsam. Drohende Abschiebung oder schlechte Sprachkenntnisse können die Anordnung des § 64 StGB verhindern. Auf der anderen Seite können gesundheitliche Gründe eine Abschiebung aus dem einmal angeordneten Maßregelvollzug nach § 64 StGB und – mehr noch – nach § 63 StGB verhindern. Zur Situation der allgemeinpsychiatrischen Versorgung von Flüchtlingen sei auf das Schwerpunktheft des Nervenarztes 01/2017 verwiesen.

10.2 Patientinnen im Maßregelvollzug

Im Strafvollzug waren 2015 in Deutschland 49.305 Männer und 3.105 Frauen inhaftiert, im Maßregelvollzug waren es 2013 10.875 Männer und 794 Frauen [141]. In der Polizeilichen Kriminalstatistik (PKS) waren 2015 25% der Tatverdächtigen Frauen; demzufolge führen von Frauen begangene Delikte seltener zu einer Inhaftierung. Deutlich überrepräsentiert sind Frauen bei „Verletzung der Fürsorge- und Erziehungspflicht" (69,3%), „Entziehung Minderjähriger" (51,5%), „Missbrauch von Scheck- und Kreditkarten" (46,3%) und anderen Eigentums- und Vermögensdelikten.

Forensisch relevante Indexdelikte sind Tötungsdelikte, sei es an Partnern oder an eigenen Kindern, sowie Brandstiftungen. Zusammenfassend weisen die epidemiologischen Daten darauf hin, dass das Vorliegen einer psychischen Störung das relative Gewaltrisiko bei Frauen stärker erhöht als bei Männern. In einer metaanalytischen Auswertung von insgesamt 20 Studien aus den Jahren 1970 bis 2009 an insgesamt 18.423 schizophren erkrankten Probanden zeigte sich ein deutlicher Geschlechtseffekt. In der Gruppe der

Frauen war das Gewalttäterrisiko höher als in der Gruppe der Männer [42]. Ähnliches gilt für die Intelligenzminderung. Hier ist im Vergleich zur Allgemeinbevölkerung bei Frauen das Gewaltrisiko um den Faktor 25 erhöht, bei Männern um den Faktor 5. Bei Alkohol- und Drogenmissbrauch erhöht sich bei Frauen das Gewaltrisiko um den Faktor 15 bis 55, bei Männern um 9 bis 15 und beim Vorliegen einer dissozialen Persönlichkeitsstörung bei Frauen um den Faktor 13, bei Männern um den Faktor 8 [114].

Im niederländischen Maßregelvollzug wurden 275 weibliche und 275 männliche Patienten verglichen. Direkte physische Gewalt ist dort bei Frauen oft weniger stark präsent als manipulative Tendenzen mit deutlichen Übergängen zu Borderline-Strukturen mit häufigeren Selbstverletzungen. Daraus ergeben sich spezifische Erfordernisse gendersensitiver Behandlung und Prognostik [27].

Im deutschen psychiatrischen Maßregelvollzug werden sowohl reine Frauenstationen wie auch gemischt geschlechtlich belegte Stationen betrieben. Im Einzelfall muss geprüft werden, welche Unterbringungssituation für welche Patientin am besten geeignet ist. Für forensisch untergebrachte Mütter mit kleinen Kindern existieren nur sehr wenige Behandlungseinrichtungen (z.B. Taufkirchen in Oberbayern für nach § 64 StGB Untergebrachte).

10.3 Junge Patienten im Maßregelvollzug

Die Strafmündigkeit setzt in Deutschland mit dem vollendeten 14. Lebensjahr ein. Bei jugendlichen Tätern von 14 bis 17 Jahren gilt das Jugendgerichtsgesetz (JGG), das unter entsprechenden Voraussetzungen auch bei Heranwachsenden (18–21 Jahre) Anwendung findet. Die meisten Länder haben in ihren Justizvollzugsgesetzen geregelt, Jugendliche und Heranwachsende getrennt von Erwachsenen unterzubringen, da der Resozialisierung besondere Bedeutung zukommt. 2015 befanden sich ausweislich der Strafvollzugsstatistik 4.258 männliche und 139 weibliche Jugendliche im Strafvollzug (2000 waren dies noch 7.192 bzw. 204). Der Anteil der Jugendlichen an den Strafgefangenen betrug 0,6%, der der Heranwachsenden 4,1%. Entsprechend differenzierte Statistiken fehlen für den Maßregelvollzug. Jedoch können dem „Kerndatensatz im Maßregelvollzug“ (CEUS) die Aufnahmen nach §§ 63, 64 StGB sowie deren JGG-Anteil entnommen werden. Bei unterschiedlichen Raten in den einzelnen Bundesländern betrug der Anteil der Aufnahmen von Jugendlichen und Heranwachsenden nach § 63 StGB im Jahr 2010 9,1% und 2014 7,6%, der Anteil von Aufnahmen von Jugendlichen und Heranwachsenden nach § 64 StGB nach JGG im Jahr 2010 7,5% und 2014 3,9%.

Beispielhaft wurden in Baden-Württemberg 2015 bei insgesamt 407 Aufnahmen 4 Jugendliche (nach §§ 126a StPO und 63 StGB) und 25 Heranwachsende aufgenommen (13 nach § 126a StPO, 1 nach § 63 StGB, 11 nach § 64 StGB).

Die Maßregelvollzugsgesetze der Bundesländer fordern zunehmend, den besonderen Erfordernissen der Behandlung und Betreuung Jugendlicher und Heranwachsender Rechnung zu tragen. Einige Bundesländer betreiben eigene forensische Kliniken für Jugendliche und Heranwachsende, in denen aus Kapazitätsgründen allerdings meist auch zivilrechtlich Untergebrachte behandelt werden. Die geringen Absolutzahlen werfen die Frage auf, wie die Jugendlichen und Heranwachsenden am besten in das Behandlungssystem integriert werden können (ausführlich hierzu [154]).

Das therapeutische Vorgehen sollte an das spezifische Entwicklungsstadium angepasst sein und den spezifischen Entwicklungsaufgaben gerecht werden. Dies betrifft insbesondere die Einbeziehung der Eltern und medikamentöse Fragestellungen. Wegen der sinnvollen Behandlungskontinuität auch über das 18. Lebensjahr der Patienten hinaus, wegen der niedrigen Fallzahlen und wegen der spezifischen Sicherheitserfordernisse wird die Integration jugendpsychiatrischer Kompetenz in forensische Kliniken und spezielle Kleingruppen angeraten. Die jugendforensische Einheit muss abtrennbar (d.h. auch mit Schutz vor möglichen Übergriffen Erwachsener) und für jugendspezifische Bedürfnisse gestaltet sein, z.B. Betreuung durch Erzieher und Zugang zu Freizeitangeboten. Besondere Bedeutung haben Beschulung und Ausbildung, ggf. mit der Möglichkeit von Außenschulbesuchen je nach Lockerung und Therapiefortschritt. Der Zeitpunkt des Übergangs in den Erwachsenenmaßregelvollzug sollte individuell flexibel gehandhabt werden.

11 Behandlungsergebnisse

Die meisten nach § 63 StGB behandelten Patienten werden nicht wieder mit Delikten rückfällig. Im Vergleich zu früheren Jahren ist die Deliktrückfallrate während der Unterbringung und der Führungsaufsicht noch weiter auf weniger als 10% gesunken. Innerhalb der ersten vier Jahre nach der Entlassung wird nach der bundesweiten Rückfalluntersuchung [78] etwa jeder 6. Patient wieder delinquent. Innerhalb von drei Jahren nach der Entlassung liegen die Rückfallraten bei wegen Schuldunfähigkeit nach § 63 StGB untergebrachten Patienten beiknapp 5%. Vermindert schuldfähig Abgeurteilte mit Unterbringung in einem psychiatrischen Krankenhaus werden in 14% rückfällig, während Verurteilte, die aus der Entziehungsanstalt entlassen oder erledigt werden, mit gut 48% weitaus höhere Rückfallraten haben (vgl. Abschnitt „Besonderheiten der Unterbringung nach § 64 StGB“).

Die Zahlen zeigen, dass die forensische Psychiatrie ihrem Auftrag der Besserung und Sicherung und damit dem Schutz der Allgemeinheit vor Rückfallstraftaten gerecht wird, wobei die positive Entwicklung auch der bundesweiten Einführung der forensischen Institutsambulanzen seit dem Jahr 2007 geschuldet ist.

Die Ergebnisqualität im psychiatrischen Maßregelvollzug bildet sich allerdings nicht allein an den Rückfallraten ab, sondern lässt sich auch durch verschiedene – hier nicht abschließend aufzählbare – Kennzahlen beschreiben, die allerdings nur teilweise von den Maßregelvollzugskliniken beeinflusst werden können:

- Linderung der Grunderkrankung (symptombezogene Risikominderung),
- erfolgreiche Resozialisierungsmaßnahmen (Schulabschluss, Berufsausbildung, prosoziales Umfeld, Arbeitsplatz),
- Behandlungsdauer aller Patienten an einem Stichtag ab Beginn der Unterbringung/Rechtskraft des Urteils (§ 63 StGB),
- Anzahl der Patienten mit mehr als sechs bzw. zehn Jahren Unterbringungsdauer seit Beginn der Unterbringung/Rechtskraft des Urteils (§ 63 StGB),
- Anteil von über sechs bzw. zehn Jahren untergebrachten Patienten an der Gesamtzahl der gemäß § 63 StGB rechtskräftig Untergebrachten und deren mittlere Unterbringungsdauer,
- Lockerungsstatus (geschlossen, begleitet, unbegleitet),
- Anteil der aufgrund guter Prognose entlassenen Patienten,
- Anteil der aus Verhältnismäßigkeitsgründen entlassenen Patienten,
- mittlere Gesamtbehandlungsdauer der entlassenen Patienten mit guter Prognose bzw. aus Verhältnismäßigkeitsgründen,
- Entweichungen, davon Ausbrüche,
- Übergriffe und Delikte während der Unterbringung einschließlich solcher gegen Mitarbeiter und Patienten,
- Anteil der Patienten im Probewohnen,
- Wiederaufnahmen während der Führungsaufsicht mit und ohne Delikt,
- sozialer Empfangsraum (Wohn- und Arbeitssituation bei Entlassung),
- Erledigungsrate (§ 64 StGB),
- Abstinenzrate nach Entlassungen (§ 64 StGB).

12 Forschung und Ausblick

Forschung im psychiatrischen Maßregelvollzug steht vor dem besonderen Dilemma, dass die Untergebrachten wegen des Freiheitsentzugs und der psychischen Störung eine besonders vulnerable Gruppe bilden, an der jede Forschung nur eingeschränkt zulässig ist. Andererseits leitet sich aus dem Freiheitsentzug ein besonderer Anspruch auf wissenschaftlich fundierte Behandlung ab. Ergebnisse aus der Allgemeinpsychiatrie und Psychotherapie sind wegen der besonderen Rahmenbedingungen, Komplexitäten, Komorbiditäten und Schweregrade der Erkrankungen nur eingeschränkt übertragbar. Spezifische Fragestellungen der forensischen Psychiatrie, z.B. antiandrogene Behandlung, Fremdaggression inklusive Sexualdelinquenz, langfristige Psychotherapien multimorbider und fremdaggressiver Suchtkranker treten in der Allgemeinpsychiatrie kaum auf. Länderrechtliche Regelungen erschweren die einheitliche Evaluation und Vergleichbarkeit. Bereits versorgungsepidemiologische und kriminalprognostische Erhebungen sind bislang kaum bundeseinheitlich möglich. Dies gilt umso mehr für die Evaluation spezifischer Behandlungsverfahren. Unterschiedliche Rahmenbedingungen in den Bundesländern (z.B. Personalausstattung, Unterbringungsdauer, Lockerungsgrundsätze, Zuweisungspraxis) erschweren die wissenschaftliche Bearbeitung. Das gesetzliche Ziel der Unterbringung (Besserung und Sicherung) lässt sich wegen des langen Katamnesezeitraums (mindestens fünf Jahre Führungsaufsicht) nur unter besonderen datenschutzrechtlichen, personellen und finanziellen Voraussetzungen evaluieren. Prospektive psychopharmakologische Forschungen sind nach dem Arzneimittelgesetz bei untergebrachten Patienten in Deutschland bisher nicht möglich [15, 104, 105].

Ungeachtet dieser Schwierigkeiten wurden in jüngster Zeit deutliche Fortschritte bei der Erforschung von Ätiopathogenese, beim Risikomanagement und in der Behandlungsforschung erzielt. Beispiele für Psychotherapieforschungen im Maßregelvollzug umfassen vergleichende Studien zur dialektisch behavioralen Therapie (DBT) und übertragungsfokussierten Therapie (TFP; [46]) sowie Mikroprozessforschungen zu Gruppenpsychotherapien [47]. Neurobiologische Forschungen zeigen Zusammenhänge zwischen hirnstrukturellen Veränderungen und Delikttypen [103]. Genetische und epigenetische Einflüsse werden unter anderem bei der Genese dissozialer Verhaltensbereitschaften erforscht. Psychopharmakologische Forschungen mit speziell forensischen Fragen betreffen die Antiandrogenbehandlungen bei Sexualtätern [34].

Die Behandlung im psychiatrischen Maßegelvollzug ist mit Grundrechtseinschränkungen und insbesondere mit Freiheitsentzug im Sicherheitsinteresse der Allgemeinheit verbunden. BVerfG und aktuelle Gesetzeslage räumen der Verhältnismäßigkeit des Freiheitsentzugs höchste Priorität ein. Dies bedeutet nicht nur, dass die Behandlung nur mit so wenigen Freiheitsbeschränkungen wie irgend vertretbar verbunden sein darf, sondern auch, dass die Qualität der Behandlung die Sicherheit der Allgemeinheit gewährleisten muss. Dies erfordert wissenschaftlich belastbare und in der Praxis umgesetzte Mindeststandards für die Unterbringung und die Behandlung wie sie hier formuliert wurden. Diese Mindeststandards sollen vor dem Hintergrund aktueller gesellschaftlicher Entwicklungen einen Qualitätsverbesserungsprozess in Forschung und Praxis anstoßen.

Einhaltung ethischer Richtlinien

Interessenkonflikt. J.L. Müller, N. Saimeh, P. Briken, S. Eucker, K. Hoffmann, M. Koller, T. Wolf, M. Dudeck, C. Hartl, A.K. Jakovljevic, V. Klein, G. Knecht, R. Müller-Isberner, J. Muysers, K. Schiltz, D. Seifert, A. Simon, Steinböck, W. Stuckmann, W. Weissbeck, C. Wiesemann und R. Zeidler geben an, dass kein Interessenkonflikt besteht.

Dieser Beitrag beinhaltet keine von den Autoren durchgeführten Studien an Menschen oder Tieren.

The supplement containing this article is not sponsored by industry.

Literatur

1. akzept e.V. Bundesverband für akzeptierende Drogenarbeit und humane Drogenpolitik (Hrsg) (2011) Neue Wege in der Suchtbehandlung im Maßregelvollzug. Dokumentation der Tagung am 28.01.2011 in der Asklepios Klinik Nord-Ochsenzoll. akzepte. V., Berlin
2. Andrews DA, Bonta J (1995) LSI-R: The Level of Service Inventory – Revised. Multi Health Systems, Toronto
3. Andrews DA, Bonta J (2010) The psychology of criminal conduct, 5. Aufl. Routledge, New York
4. Andrews DA, Bonta J, Wormith SJ, Hart SD (2004) The Level of Service/Case Management Inventory (LS/CMI). Multi-Health Systems, Toronto
5. APA – American Psychiatric Association (2015) Diagnostisches und Statistisches Manual Psychischer Störungen DSM-5. Hogrefe, Göttingen
6. Ballester J, Goldstein B, Goldstein TR, Yu H, Axelson D, Monk K, Hickey MB, Diler RS, Sakolsky DJ, Sparks G, Lyengar S, Kupfer DJ, Brent DA, Birmaher B(2014) Prospective longitudinal course of aggression among adults with bipolar disorder. Bipolar Disord 16(3):262–269
7. Berner W, Hill A, Briken P, Kraus C, Lietz K (2007) DGPPN Leitlinien Störungen der Sexualpräferenz. Steinkopff, Darmstadt
8. Boer DP, Hart SD, Kropp PR, Webster CD (1997) Manual for the Sexual Violence Risk-20: Professional gudelines for assessing risk of sexual violence. The Mental Health, Law & Policy Institute, Vancouver
9. Boetticher A, Kröber HL, Müller-Isberner R, Böhm KM, Müller-Metz R, Wolf T (2006) Mindestanforderungen für Prognosegutachten. Neue Z Strafr 10:537–545
10. Boetticher A, Nedopil N, Bosinski HAG, Saß H (2007) Mindestanforderungen für Schuldfähigkeitsgutachten. Forens Psychiatr Psychol Kriminol 1:3–9
11. Borum R, Bartel P, Forth A (2002) Manual for the Structured Assessment for Violence Risk in Youth (SAVRY). Florida Mental Health Institute, University of South Florida, Tampa
12. Bonta J, Andrews DA (2007) Risk-need-responsivity model for offender assessment and rehabilitation. www.publicsafety.gc.ca/res/cor/rep/risk_need_ 200706-eng.aspx. Zugegriffen: 20.07.2017
13. Briken P, Kafka MP (2007) Pharmacological treatments for paraphilic patients and sexual offenders. Curr Opin Psychiatry 20(6):609–613
14. Briken P, Franqué F von, Berner W (2013) Paraphilie und hypersexuelle Störungen. In: Briken, P, Berner M (Hrsg.), Praxisbuch sexuelle Störungen. Sexuelle Gesundheit, Sexualmedizin, Psychotherapie sexueller Störungen. (S. 239–250). Stuttgart: Georg Thieme Verlag
15. Briken P, Müller JL, Berner W, Bödecker RH, Vollmann J, Kasperk C, Koller M (2017) Vom Scheitern einer Studie – Die geplante klinische Prüfung zur Untersuchung des additiven Effekts von Triptorelin auf die Wirksamkeit einer psychotherapeutischen Behandlung bei erwachsenen männlichen Patienten mit pädophiler Störung in Maßregelvollzugskrankenhäusern. Nervenarzt. doi:10.1007/s00115-0170-0301-7
16. Brisch KH (2013) Bindung und Sucht. Klett-Cotta, Stuttgart

17. Brown D, Larkin F, Sengupta S, Romero-Ureclay JL, Ross CC, Gupta N, Vinestock M, Das M (2014) Clozapine: an effective treatment for seriously violent and psychopathic men with antisocial personality disorder in a UK highsecurity hospital. CNS Spectr 19(5):391–402. doi:10.1017/S1092852914000157
18. Brown RA, Abrantes AM, Minami H, Prince MA, Bloom EL, Apodaca TR, Strong DR, Picotte DM, Monti PM, MacPherson L, Matsko SV, Hunt JI (2015) Motivational interviewing to reduce substance use in adolescents with psychiatric comorbidity. J Subst Abuse Treat 59:20–29
19. Bulla J, Hoffmann K (2012) Der Nachteinschluss – eine Methode des modernen Maßregelvollzugs? Forens Psychiatr Psychother Werkstattschr 19(2):204–216
20. ceus consulting/FOGS (2015) Kerndatensatz im Maßregelvollzug: Auswertungen 2013. ceus/FOGS, Bad Godesberg
21. Coid J, Yang M, Tyrer P, Roberts A, Ulrich S (2006) Prevalence and correlates of personality disorder in Great Britain. Br J Psychiatry 188(5):423–431
22. Cordess C, Cox M (Hrsg) (1996) Forensic psychotherapy. Crime, psychodynamics and the offender patient. Jessica Kingsley Publishers, London Philadelphia
23. Cullen AE, Clarke AY, Kuipers E, Hodgins S, Dean K, Fahy T (2012) A multisite randomized trial of a cognitive skills program for male mentally disordered offenders: violence and antisocial behavior outcomes. J Consult Clin Psychol 80(6):1114–1120
24. Dack C, Ross J, Papadopoulos C, Bowers D, Bowers L (2013) A review and meta-analysis of the patient factors associated with psychiatric in-patient aggression. Acta Psychiatr Scand 127(4):255–268. doi:10.1111/acps.12053
25. Dennis JA, Khan O, Ferriter M, Huband N, Powney MJ, Duggan C (2012) Psychological interventions for adults whohave sexually offended or are at risk of offending. Cochrane Database Syst Rev. doi:10.1002/14651858.cd007507.pub2
26. de Vogel V, de Ruiter C, Bouman YHA, de Vries Robbé M (2010) SAPROF. Leitlinien für die Erfassung von protektiven Faktoren bei einem Risiko für gewalttätiges Verhalten. (Deutsche Übersetzung von Spehr A, Briken P). Van der Hoeven Kliniek, Forum Educatief, Utrecht
27. de Vogel V, Bouman YHA, ter Horst P, Stam J, Lancel M (2016) Gewalttätige Frauen: eine Multicenter-Studie über Genderunterschiede in der forensischen Psychiatrie. Forens Psychiatr Psychother Werkstattschr 23(3):279–302
28. DGPPN (2014) Achtung der Selbstbestimmung und Anwendung von Zwang bei der Behandlung von psychisch erkrankten Menschen
29. DGPPN (2017) S2 Leitlinie Aggressives Verhalten (in Überarbeitung)
30. Dombert B, Schmidt AF, Banse R, Briken P, Hoyer J, Neutze J, Osterheider M (2016) How common is men's self-reported sexual interest in prepubescent children? J Sex Res 53(2):214–223
31. Douglas KS, Hart SD, Webster CD, Belfrage H (2014) Die Vorhersage von Gewalttaten mit dem HCR-20 – Deutsche Version. Institut für forensische Psychiatrie Haina e.V., Gießen
32. Dulz B, Briken P, Kernberg OF, Rauchfleisch U (2016) Handbuch der Antisozialen Persönlichkeitsstörung. Schattauer, Stuttgart
33. Durbeej N, Palmstierna T, Berman AH, Kristiansson M, Gumpert CH (2014) Offenders with mental health problems and problematic substance use: affective psychopathic personality traits as potential barriers to participation in substance abuse interventions. J Subst Abuse Treat 46(5):574–583
34. Eher R, Gnoth A, Birklbauer A, Pfäfflin F (2007) Antiandrogene Medikation zur Senkung der Rückfälligkeit von Sexualstraftätern: ein kritischer Überblick. Recht Psychiatr 25(3):103–111
35. Eher R, Rettenberger M, Schilling F (2010a) Psychiatrische Diagnosen von Kindesmissbrauchstätern und Vergewaltigern – eine empirische Untersuchung von 807 inhaftierten Kindesmissbrauchstätern und Vergewaltigern. Z Sexualforsch 23:23–35
36. Eher R, Rettenberger M, Matthes A, Schilling F (2010b) Stable dynamic risk factors in child sexual abusers: the incremental predictive power of narcissistic personality traits beyond the static99/stable-2007 priority categories on sexual reoffense. Sex Offender Treat 5(1). ISSN 1862-2941
37. Endrass J, Rossegger A, Urbaniok F, Borchard B (2012) Interventionen bei Gewalt- und Sexualstraftätern: Risk-management, Methoden und Konzepte der forensischen Therapie. MVW, Berlin

38. Eucker S, Müller-Isberner R (2017) In: Isberner R, Born P, Eucker S, Eusterschulte B (Hrsg) Die Praxis der Behandlung, 3. Aufl. Müller, Berlin, S 217–236
39. Eucker S, Müller-Isberner R (2017b) Psychische Störungen und Kriminalität. In: Müller-Isberner R, Born P, Eucker S, Eusterschulte B (Hrsg) Praxishandbuch Maßregelvollzug, 3. Aufl. Medizinisch Wissenschaftliche Verlagsgesellschaft, Berlin, S 149–164
40. Evershed S, Tennant A, Boomer D, Rees A, Barkham M, Watson A (2003) Practice-based outcomes of dialectical behaviour therapy (DBT) targeting anger and violence, with male forensic patients: A pragmatic and non-contemporaneous comparison. Crim Behav Ment Health 13(3):198–213
41. Fazel S, Danesh J (2002) Serious mental disorder in 23,000 prisoners. A systematic review of 62 surveys. Lancet 359:545–550
42. Fazel S, Gulati G, Linsell L, Geddes JR, Grann M (2009) Schizophrenia and violence: systematic review and meta-analysis. PLoS Med 6(8):e1000120
43. Feldmann RE Jr, Seidler GH (Hrsg) (2013) Traum(a) Migration. psychosozial, Gießen
44. Fervaha G, Foussias G, Agid O, Remington G (2014) Motivational and neurocognitive deficits are central to the prediction of longitudinal functional outcome in schizophrenia. Acta Psychiatr Scand 130:290–299
45. Flory JD, Yehuda R, Grossman R, New AS, Mitropoulou V, Siever LJ (2009) Childhood trauma and basal cortisol in people with personality disorders. Compr Psychiatry 50(1):34–37. doi:10. 1016/j.comppsych.2008.05.007
46. Fontao MI, Pfäfflin F, Lamott F (2008) Anwendung der TFP auf die Behandlung von Maßregelvollzugspatienten. In: Lackinger F, Dammann G, Wittmann B (Hrsg) Psychodynamische Psychotherapie bei Delinquenz. Praxis der Übertragungsfokussierten Psychotherapie. Schattauer, Stuttgart, S 395–405
47. Fontao MI, Hoffmann K, Ross T (2011) Gruppenpsychotherapieforschung im Maßregelvollzug. Bestandsaufnahme und Entwicklungsmöglichkeiten. Forens Psychiatr Psychother Werkstattschr 18(1):5–18
48. Fovet T, Geoffroy PA, Vaiva G, Adins C, Thomas P, Amad A (2015) Individuals with bipolar disorder and their relationship with the criminal justice system: a critical review. Psychiatr Serv 66(4):348–353
49. von Franqué F, Briken P (2013) Das „Good Lives Model" (GLM) – Ein kurzer Überblick. Forens Psychiatr Psychol Kriminol 7(1):22–27
50. Freese R (2003) Ambulante Versorgung psychisch kranker Straftäter. Pabst, Lengerich
51. Fries D, Endrass J, Ridinger M, Urbaniok F, Rosssegger A (2011) Indikatoren für den Verlauf einer stationären Behandlung bei Straftätern mit Substanzmittelabhängigkeit. Fortschr Neurol Psychiatr 79:404–410
52. Ginzburg JID, Mann RE, Rotgers F, Weekes JR(2002) Using motivational interviewing with criminal justice populations. In: Miller WR, Rollnick S (Hrsg) Motivational interviewing: preparing people for chance. Guilford, New York
53. Grant BF, Hasin DS, Stinson FS, Dawson DA, Chou SP, Ruan WJ (2004) Prevalence, correlates, and disability of personality disorders in the United States: results from the national epidemiological survey on alcohol and related conditions. J Clin Psychiatry 65:948–958
54. Grekin ER, Brennan PA, Hodgins S, Mednick SA (2001) Male criminals with organic brain syndrome: Two distinct types based on age at the first arrest. Am J Psychiatry 158:1099–1104
55. Gretenkord I (2017) R&R – Das Reasoning and Rehabilitation Programm. In: Müller-Isberner R, Born P, Eucker S, Eusterschulte B (Hrsg) Praxishandbuch Maßregelvollzug, 3. Aufl. Medizinisch Wissenschaftliche Verlagsgesellschaft, Berlin, S 433–442
56. Hanson RK, Thornton D (1999) Static-99: Improving actuarial risk assessments for sex offenders (User Report 99-02). Department of the Solicitor General of Canada, Ottawa
57. Hanson RK, Harris AJR (2007a) ACUTE-2007 scoring guide. Public Safetyand Emergency Preparedness, Ottawa
58. Hanson RK, Harris AJR (2007b) STABLE-2007 mastercodingguide. Public Safety and Emergency Preparedness, Ottawa
59. Hanson RK, Harris AJR, Scott TL, Helmus LMD (2007) Assessing the risk of sexual offenders on community supervision: The dynamic supervision project (User Report 05-07). Public Safety Canada, Ottawa
60. Hanson RK, Bourgon G, Helmus L, Hodgson S (2009) The principles of effective correctional treatment also apply to sexual offenders: a metaanalysis. Crim Justice Behav 36:865–891
61. Hare RD (2003) Hare Psychopathy Checklist-Revised (PCL-R), 2. Aufl. Multi Health Systems, Toronto

62. Harris GT, Rice ME, Quinsey VL, Lalumière ML, Boer DP, Lang C (2003) A multisite comparison of actuarial risk instruments for sex offenders. Psychol Assess 15:413–425
63. Hart SD, Kropp PR, Laws DR (2003) The Risk for Sexual Violence Protocol (RSVP). Mental Health, Law, and Policy Institute, Simon Fraser University, Burnaby
64. Havemann-Reinecke U, Küfner H, Schneider U, Günthner A, Schalast N, Vollmer HC (2004) AWMF-Leitlinien: Postakutbehandlung bei Störungen durch Opioide. Sucht 50(4):226–257
65. Hemphill JF, Templeman R, Wong S, Hare RD (1998) Psychopathy and crime: recidivism and criminal careers. In: Cooke F, Hare (Hrsg) Psychopathy: theory, research, and implications for society. Kluwer Academic Publishing, Dordrecht, S 375–399
66. Hill K, Mann L, Laws KR, Stephenson CME, Nimmo-Smith I, McKenna PJ (2004) Hypofrontality in schizophrenia: a meta-analysis of functional imaging studies. Acta Psychiatr Scand 110:243–256
67. Hodgins S, Müller-Isberner R (2004) Preventing crime by people with schizophrenic disorders: the role of psychiatric services. Br J Psychiatry 185:245–250
68. Hodgins S, Müller-Isberner R (2014) Schizophrenie und Gewalt. Nervenarzt 85(3):273–274. doi:10.1007/s00115-013-3900-y(276–8)
69. Hoffmann K (2005) Grundlagen der forensischen Psychotherapie. In: Ebner G, Dittmann V, Gravier B, Hoffmann K, Raggenbass R (Hrsg) Psychiatrie und Recht. Schulthess, Zürich Basel Genf, S 171–197
70. Hoffmann K (2009) Migranten im Maßregelvollzug. Recht Psychiatr 27:67–74
71. Hoffmann K (2012) Psychoanalytisch begründete Ansätze in der forensischen Psychiatrie und Psychotherapie. Forum Psychoanal 28(4):395–412
72. Hoffmann K, Bulla J, Karcher H (2017a) Intelligenzgemindert und delinquent – Wie viel Freiheit ist gesellschaftlich verantwortet möglich? Forens Psychiatr Psychother Werkstattschr 24(1):47–53
73. Hoffmann K, Michel M, Müller F, Wagner M, Zavoianou R, Frank U (2017b) Medikamentöse Substitutionsbehandlung in der Entziehungsanstalt (§ 64 StGB) – aktuelle Stellungnahme aus Baden-Württemberg. Angenommen von. Forens Psychiatr Psychother Werkstattschr
74. Holzinger B, Kirste A (2017) Integrative Behandlung von Patienten mit Substanzproblematik, psychotischer Erkrankung und/oder Persönlichkeitsstörung. In: Müller-Isberner R, Born P, Eucker S, Eusterschulte B (Hrsg) Praxishandbuch Maßregelvollzug, 3. Aufl. Medizinisch Wissenschaftliche Verlagsgesellschaft, Berlin, S 289–296
75. Jakovljevic A, Wiesemann C (2016) Zwangsmaßnahmen in der forensischen Psychiatrie. Aktuelle Behandlungspraxis im Maßregelvollzug aus medizinethischer Perspektive. Nervenarzt 87(7):780–786
76. Jakovljevic A, Hesse D, Wiesemann C (2016) Patientenverfügung und Behandlungsvereinbarung als Instrumente der Vorausplanung in der forensischen Psychiatrie. Ethik Med 28:223–238
77. Jehle JM, Albrecht HJ, Hohmann-Fricke S, Tetal C (2010) Legalbewährung nach strafrechtlichen Sanktionen: eine bundesweite Rückfalluntersuchung 2004 bis 2007. Forum-Verlag, Godesberg
78. Jehle JM, Albrecht HJ, Hohmann-Fricke S, Thal C (2016) Legalbewährung nach strafrechtlichen Sanktionen: eine bundesweite Rückfalluntersuchung 2010 bis 2013 und 2004 bis 2013. Bundesministerium der Justiz und für Verbraucherschutz, Berlin
79. Kötter S, von Franqué F, Bolzmacher M, Eucker S, Holzinger B, Müller-Isberner R (2014) The HCR-20V3 in Germany. Int J Forensic Ment Health 13:122–129
80. Koller M (2010) Rechtsfragen zu Geheimhaltung und Offenbarung im neuen Kontrollsystem der Führungsaufsicht. In: Pollähne H, Rode I (Hrsg) Schweigepflicht und Datenschutz. Schriftenreihe des Instituts für Konfliktforschung, Bd. 33. LIT, Berlin, S 133–163
81. Koller M (2014a) Zwangsbehandlung – eine Zwischenbilanz. Forens Psychiatr Psychol Kriminol 8:279–287
82. Koller M (2014b) Rechtliche Aspekte einer Behandlung in der Psychiatrie. Psychiatr Prax 41 (Supplement 1):S44–S48
83. Kraus JE, Sheitman BB (2005) Clozapine reduces violent behavior in heterogeneous diagnostic groups. J Neuropsychiatry Clin Neurosci 17(1):36–44
84. Kröber HL (2009) Zusammenhänge zwischen psychischer Störung und Delinquenz. In: Kröber HL, Dölling D, Leygraf N, Sass H (Hrsg) Kriminologie und forensische Psychiatrie. Handbuch der Forensischen Psychiatrie, Bd. 4. Steinkopff, Darmstadt, S 321–337

85. Kröber HL (2016) Dialog zwischen Macht und Unterwerfung. Trauma Gewalt 10(1):22–32
86. Kutscher S, Schiffer B, Seifert D (2009) Schizophrene Patienten im psychiatrischen Maßregelvollzug (§ 63 StGB) Nordrhein-Westfalens. Fortschr Neurol Psychiatr 77(2):91–96. doi:10.1055/s-0028-1109080
87. Långström N, Enebrink P, Laurén EM, Lindblom J, Werkö S, Hanson KH (2013) Preventing sexual abusers of children from reoffending: systematic review of medical and psychological interventions. BMJ 4630:347
88. Laws DR, Ward T (2011) Desistance from sexual offending: Alternatives to throwing away the keys. Guilford, New York
89. Lehner B, Kepp J (2014) Daten, Zahlen und Fakten. In: Deutsche Hauptstelle für Suchtfragen e.V. (Hrsg) Jahrbuch Sucht 14. Pabst, Lengerich
90. Leygraf N (1988) Psychisch kranke Straftäter. Epidemiologie und aktuelle Praxis des psychiatrischen Maßregelvollzuges. Springer, Berlin
91. Lösel F, Schmucker M (2005) The effectiveness of treatment for sexual offenders: a comprehensive meta-analysis. J Exp Criminol 1:117–146
92. Lösel F, Schmucker M (2015) Treatment of sexual offenders: concepts and empirical evaluationns. In: Francis B, Sanders T (Hrsg) The Oxford handbook on sex offences and sex offenders. Oxford Universities Press, New York
93. Maier W, Hauth I, Berger M, Saß H (2016) Zwischenmenschliche Gewalt im Kontext affektiver und psychotischer Störungen. Nervenarzt 87(1):53–68
94. Mann K, Hoch E, Batra A, Bonnet U, Günthner A, Reymann G, Soyka M, Wodarz N, Schäfer M (2016) Leitlinienorientierte Behandlung alkoholbezogener Störungen. Nervenarzt 87(1):13–25
95. Masi G, Milone A, Stawinoga A, Veltri S, Pisano S (2015) Efficacy and safety of Risperidone and Quetiapine in adolescents with bipolar II disorder comorbid with conduct disorder. J Clin Psychopharmacol 35(5):587–590
96. Matthes A, Rettenberger M (2008a) Die deutsche Version des STABLE-2007 zur dynamischen Kriminalprognose bei Sexualstraftätern. Institut für Gewaltforschung und Prävention, Wien
97. Matthes A, Rettenberger M (2008b) Die deutsche Version des ACUTE-2007 zur dynamischen Kriminalprognose bei Sexualstraftätern. Institut für Gewaltforschung und Prävention, Wien
98. Mayfield RD, Harris RA, Schuckit MA (2008) Genetic factors influencing alcohol dependence. Br J Pharmacol 154(2):275–287
99. Miller WR, Rollnick S (2015) Motivierende Gesprächsführung: Motivational Interviewing, 3. Aufl. Lambertus, Freiburg
100. Mohnke S, Müller S, Amelung T, Krüger THC, Ponseti J, Schiffer B, Walter M, Beier KM, Walter H (2014) Brain alterations in paedophilia: a critical review. Prog Neurobiol 122:1–23
101. Monk K, Hickey MB, Lyengar S, Farchione T, Kupfer DJ, Brent D, Birmaher B (2012) Is bipolar disorder specifically associated with aggression? Bipolar Disord 14(3):283–290
102. Müller JL (2007) Legal, medical and social impediments to better psychopaths: how best to deal with persons with psychopathic disorders? In: Felthous AR, Sass H (Hrsg) International handbook of Psychopathic Disorders and the Law, Bd. I. John Wiley & Sons, Hoboken, S 557–572
103. Müller JL (2010) Neurobiologie forensisch relevanter Störungen. Kohlhammer, Stuttgart
104. Müller JL (2014) Zwangsweise Untergebrachte. In: Lenk C, Duttge G, Fangerau H (Hrsg) Handbuch Ethik und Recht der Forschung am Menschen. Springer, Heidelberg, S 409–416
105. Müller JL (2016) Ethische Aspekte in der Forensischen Psychiatrie: Patientenautonomie zwischen Freiheitsentzug und medikamentöser Zwangsbehandlung. In: Juckel G, Hoffmann K (Hrsg) Ethische Entscheidungssituationen in Psychiatrie und Psychotherapie. Pabst, Lengerich, S 186–192
106. Müller JL (2017) Neurobiologie und Bildgebung der Antisozialen Persönlichkeitsstörung. In: Dulz B, Briken P, Kernberg OF, Rauchfleisch U (Hrsg) Handbuch der Antisozialen Persönlichkeitsstörung. Schattauer, Stuttgart, S 84–95
107. Müller JL, Fromberger P (2010) Bildgebende Befunde bei Sexualstraftätern. Forens Psychiatr Psychol Kriminol 4:3–7
108. Müller-Isberner R, Gretenkord L (1994) Personalbedarf im psychiatrischen Maßregelvollzug: Die Psych-PV/Forensik auf dem Prüfstand. Recht Psychiatr 12(4):166–171

109. Müller-Isberner R, Jöckel D (1994) Differenzierte Kriminaltherapie. Krankenhauspsychiatrie 5:170–172
110. Müller-Isberner R (1996) Forensic psychiatric aftercare following hospital order treatment. Int J Law Psychiatry 19(1):81–86
111. Müller-Isberner R, Jöckel D, Gonzalez Cabeza S (1998) Die Vorhersage von Gewalttaten mit dem HCR-20 (Version 2 – D1). Institut für forensische Psychiatrie Haina e.V., Haina
112. Müller-Isberner R, Gonzalez Cabeza S, Eucker S (2000) Die Vorhersage sexueller Gewalttaten mit dem SVR-20. Institut für forensische Psychiatrie Haina e.V., Hain
113. Müller-Isberner R, Eucker S, Wolf T (2016) Psychiatrische Kriminaltherapie im Maßregelvollzug – Intervention als Risikomanagement. Neurotransmitter 27(1):24–29
114. Müller-Isberner R, Born P, Eucker S, Eusterschulte B (Hrsg) (2017) Praxishandbuch Maßregelvollzug, 3. Aufl. MWV, Berlin
115. Nedopil N (2011) Prognosen in der Forensischen Psychiatrie – Ein Handbuch für die Praxis. Pabst, Lengerich
116. Oermann A (2013) Dialektisch-Behaviorale Therapie im forensischen Setting. Psychotherapie 18(1):115–131
117. Pabst A, Kraus L, Gomes de Matos E, Piontek D (2013) Substanzkonsum und substanzbezogene Störungen in Deutschland im Jahr 2012. Sucht 59(6):321–331
118. Peddicord AN, Bush C, Cruze C (2015) Acomparison of Suboxone and methadone in the treatment of opiate addiction. J Addict Res Ther 6(4):1000248
119. Prochaska JO, DiClemente CC (1985) Towards a comprehensive model of change. In: Miller WR, Heather N (Hrsg) Treating addictive behaviors: processes of change. Plenum, New York, S 3–27
120. Querengässer J, Bulla J, Hoffmann K, Ross T (2015) Outcomeprädiktoren forensischer Suchtbehandlungen – Eine Integration patientenbezogener und nicht patientenbezogener Variablen zur Behandlungsprognose des § 64 StGB. Recht Psychiatr 33(1):34–41
121. Quinsey VL, Harris GT, Rice ME, Cormier CA (2006) Violent offenders: Appraising and managing risk, 2. Aufl. American Psychological Association, Washington DC
122. Rahn E (2014) Dialektisch-behaviorale Therapie bei Menschen mit Intelligenzminderung. In: Schanze C (Hrsg) Psychiatrische Diagnostik und Therapie bei Menschen mit Intelligenzminderung. Schattauer, Stuttgart, S 349–355
123. Reinke B (2012) Forensische Nachsorge aus Sicht einer komplementären Einrichtung. In: DHG e.V. (Hrsg) Menschen mit geistiger Behinderung im Maßregelvollzug. Herausforderungen für die Behindertenhilfe. Dokumentationder Fachtagung vom 06./07.12.2012. DHG e.V., Jülich
124. Renneberg B, Schmitz B, Doering S, Herpertz S, Biohus M (2010) Behandlungsleitlinie Persönlichkeitsstörungen. Psychotherapeut 55:339. doi:10.1007/s00278-010-0748-5
125. Rettenberger M, Briken P (2016) Kriminalprognose und Antisoziale Persönlichkeitsstörung. In: Dulz B, Briken P, Kernberg OF, Rauchfleisch U (Hrsg) Handbuch der Antisozialen Persönlichkeitsstörung. Schattauer, Stuttgart, S 183–196
126. Rettenberger M, von Franqué F (2013) Handbuch kriminalprognostischer Verfahren. Hogrefe, Göttingen
127. Rezk M, Borchard B (2012) Behandlung von persönlichkeitsgestörten Gewalt- und Sexualstraftätern mit sehr hohem Rückfallrisiko. In: Endrass J, Rossegger A, Urbaniok F, Borchard B (Hrsg) Interventionen bei Gewalt- und Sexualstraftätern: Risk-management, Methoden und Konzepte der forensischen Therapie. MVW, Berlin, S 279–290
128. Saimeh N (2017) Antisoziale Persönlichkeitsstörung und Migrationshintergrund. In: Dulz B, Briken P, Kernberg OF, Rauchfleisch U (Hrsg) Handbuch der Antisozialen Persönlichkeitsstörung. Schattauer, Stuttgart, S 136–148
129. Saunders B, Wilkinson C, Philipps M (1995) The impact of a brief motivational intervention with opiate users attending a methadone programme. Addiction 90:415–424
130. Schmucker M, Lösel F (2015) The effects of sexual offender treatment on recidivism: An international meta-analysis of sound quality evaluations. J Exp Criminol 11(4):597–630
131. Schöch H (1999) Juristische Aspekte des Maßregelvollzugs. In: Venzlaff U, Diederichsen U, Foerster K (Hrsg) Psychiatrische Begutachtung. Ein praktisches Handbuch für Ärzte und Juristen, 3. Aufl. Elsevier Urban & Fischer, München, S 325–348

132. Schöch H (2003) Schweige- und Offenbarungspflichten für Therapeuten im Maßregelvollzug. In: Amelung K (Hrsg) Strafrecht, Biorecht, Rechtsphilosophie. Festschrift für Hans-Ludwig Schreiber zum 70. Geburtstag am 10. Mai 2003. Unter Mitarbeit von Hans-Ludwig Schreiber. Müller, Heidelberg, S 736–780
133. Seifert D (2014) Intelligenzgeminderte Rechtsbrecher im Maßregelvollzug. Forens Psychiatr Psychol Kriminol 8(3):183–190
134. Seifert D (2015a) Begutachtung und Behandlung von Intelligenzgeminderten. In: Venzlaff U, Foerster K, Dreßing H, Habermeyer E (Hrsg) Psychiatrische Begutachtung. Ein praktisches Handbuch für Ärzte und Juristen, 6. Aufl. Urban & Fischer, München, S 271–290
135. Seifert D (2015b) Unterbringung im Maßregelvollzug gemäß § 64 StGB. In: Dreßing H, Habermeyer E (Hrsg) Psychiatrische Begutachtung. Ein praktisches Handbuch für Ärzte und Juristen, 6. Aufl. Urban & Fischer, München, S 389–403
136. Seifert D, Schiffer B, Leygraf N (2003) Plädoyer für die forensische Nachsorge/Ergebnisse einer Evaluation forensischer Ambulanzen im Rheinland. Psychiatr Prax 30(5):235–241
137. Seto MC, Lalumiere ML (2010) What is so special about male adolescent sexual offending? A review and test of explanations through meta-analysis. Psychol Bull 136(4):526–575
138. Short T, Thomas S, Mullen P, Ogloff JR (2013) Comparing violence in schizophrenia patients with and without comorbid substance-use disorders to community controls. Acta Psychiatr Scand 128(4):306–313. doi:10.1111/acps.12066
139. Sozialministerium Baden-Württemberg (1991) Psychiatrie-Personalverordnung Maßregelvollzug. Sozialministerium Baden-Württemberg, Stuttgart
140. Statistisches Bundesamt (2015) Strafvollzugsstatistik. Im psychiatrischen Krankenhaus und in der Entziehungsanstalt aufgrund strafrichterlicher Anordnung Untergebrachte (Maßregelvollzug) 2013/2014. Statistisches Bundesamt Wiesbaden www.destatis.de, S. 3
141. Statistisches Bundesamt (2016) Rechtspflege. Strafvollzug. Fachserie 10 Reihe 4.1. Statistisches Bundesamt, Wiesbaden
142. Stolpmann G, Müller JL (2016) Q 10 Forensische Psychiatrie und Psychotherapie. In: Falkai P, Voderholzer U (Hrsg) Therapie-Handbuch, 5. Aufl. Urban & Fischer, München
143. Thibaut F, De La Barra FP, Gordon H, Cosyns P,Bradford JM (2010) The World Federation of Societies of Biological Psychiatry (WFSBP) guidelines for the biological treatment of paraphilias. World J Biol Psychiatry 11(4):604–655
144. Thomasius R, Gouzoulis-Mayfrank E, Karus C, Wiedenmann H, Hermle L, Sack PM, Zeichner D, Küstner U, Schindler A, Krüger A, Uhlmann S, Petersen KU, Zapletalova P, Wartberg L, Schütz CG, Schulte-Markwort M, Obrocki J, Heinz A, Schmoldt A (2004) AWMF-Behandlungsleitlinie: Psychische und Verhaltensstörungen durch Kokain, Amphetamine, Ecstasy und Halluzinogene. Fortschr Neurol Psychiatr 72:679–695
145. Tong LSJ, Farrington DP (2007) How effective is the "Reasoning and Rehabilitation" program in reducing reoffending? A meta-analysis of evaluations in four countries. Psychol Crime Law 12(1):3–24
146. Tölle R, Windgassen K (2014) Psychiatrie einschließlich Psychotherapie, 17. Aufl. Springer, Berlin
147. Tretter F (2012) Suchtmedizin kompakt. Suchtkrankheiten in Klinik und Praxis, 2. Aufl. Schattauer, Stuttgart
148. Turner D, Basdekis-Jozsa R, Briken P (2013) The prescription of testosterone-lowering medications for sex offender treatment in german forensic-psychiatric institutions. J Sex Med 10(2):570–578
149. Victoroff J, Coburn K, Reeve A, Sampson S, Shillcutt S (2014) Pharmacological management of persistent hostility and aggression in persons with schizophrenia spectrum disorders: a systematic review. J Neuropsychiatry Clin Neurosci 26(4):283–312. doi:10.1176/appi.neuropsych. 13110335
150. Ward T, Fortune CA (2014) The good lives model: a strength-based approach to offender rehabilitation. In: Polizzi D, Braswell M, Draper M (Hrsg) Humanistic approaches to corrections and offender treatment. Carolina Academic Press, Durham, S 115–130
151. Webb RT, Lichtenstein P, Larsson H, Geddes JR, Fazel S (2014) Suicide, hospital-presenting suicide attempts and criminality in bipolar disorder: examination of risk for multiple adverse outcomes. J Clin Psychiatry 75(8):809–816
152. Webster CD, Douglas KS, Eaves D, Hart SD (1997) HCR-20: assessing risk for violence. Version 2. Simon Fraser University, Mental Health, Law, and Policy Institute, Burnaby BC

153. Webster CD, Martin ML, Brink J, Nicholls TL, Desmarais SL (2009) Short Term Assessment of Resik and Treatability (START) (Version 1.1.). Forensic Psychiatric Services Commission, Port Coqidam

154. Weissbeck W (2009) Jugendmaßregelvollzug in Deutschland. Basisdokumentation. MWV, Berlin

155. WHO (2013) World Health Organization. The European Mental Health Action Plan. www.euro. who.int www.euro.who.int/ data/assets/.../63wd11e_MentalHealth-3.pdf

156. Winsper C, Ganapathy R, Marwaha S, Large M, Birchwood M, Singh SP (2013) A systematic review and meta-regression analysis of aggression during the First Episode of Psychosis. Acta Psychiatr Scand 128:413–421

157. Wong SC, Gordon A (2006) The validity and reliability of the violence risk scale: a treatment friendly violence risk assessment scale. Psychol Public Policy Law 12(3):279–309

158. ZEKO (2016) Zentrale Kommission zur Wahrung ethischer Grundsätze in der Medizin und ihren Grenzgebieten bei der Bundesärztekammer (Zentrale Ethikkommission), Entscheidungsfähigkeit und Entscheidungsassistenz in der Medizin. Dtsch Arztebl. doi:10.3238/arztbl.2016.zeko_baek_StellEntscheidung2016_0